Johann-Martin Hempel

Abstinenzverhalten von Patienten mit Leberzirrhose vor Transplantation

Johann-Martin Hempel

Abstinenzverhalten von Patienten mit Leberzirrhose vor Transplantation

Selbstauskunft versus Alkoholmarker

Südwestdeutscher Verlag für Hochschulschriften

Impressum / Imprint
Bibliografische Information der Deutschen Nationalbibliothek: Die Deutsche Nationalbibliothek verzeichnet diese Publikation in der Deutschen Nationalbibliografie; detaillierte bibliografische Daten sind im Internet über http://dnb.d-nb.de abrufbar.

Bibliographic information published by the Deutsche Nationalbibliothek: The Deutsche Nationalbibliothek lists this publication in the Deutsche Nationalbibliografie; detailed bibliographic data are available in the Internet at http://dnb.d-nb.de.

Verlag / Publisher:
Südwestdeutscher Verlag für Hochschulschriften
ist ein Imprint der / is a trademark of
OmniScriptum GmbH & Co. KG
Heinrich-Böcking-Str. 6-8, 66121 Saarbrücken, Deutschland / Germany
Email: info@svh-verlag.de

Herstellung: siehe letzte Seite /
Printed at: see last page
ISBN: 978-3-8381-1576-4

Zugl. / Approved by: Mainz, Universitätsmedizin der Johannes Gutenberg-Universität Mainz, Dissertation, 2009

INHALTSVERZEICHNIS

Inhaltsverzeichnis 1
Abkürzungsverzeichnis 3
1 Einleitung 5
1.1 Die alkoholische Leberzirrhose 6
1.1.1 Definition 6
1.1.2 Epidemiologie 6
1.1.3 Verlauf 7
1.1.4 Therapie 8
1.1.5 Prognose 8
1.2 Lebertransplantation (LTx) 9
1.2.1 Geschichte der Lebertransplantation 9
1.2.2 Lebertransplantation bei alkoholischer Leberzirrhose 9
1.2.3 Rechtliche Grundlage zur LTx bei einer ALC in Deutschland 10
1.2.4 Rezidivrate auf der Warteliste und nach LTx 10
1.2.5 Ergebnis und Prognose nach LTx 13
1.2.6 Psychotherapie 14
1.3 Alkohol im Körper 16
1.4 Warteliste: Bisherige Abstinenzüberprüfung 18
1.4.1 Direkte Verfahren – Selbstauskunft 18
1.4.2 Indirekte Verfahren – Alkoholparameter 18
1.5 Methanol und die Alkoholbegleitstoff-Analyse 22
1.5.1 Methanolkinetik 22
1.5.2 Grenzwerte für den Methanoltest 25
2 Ziel der Untersuchung 27
3 Material und Methoden 28
3.1 Vorstudie 29
3.2 Hauptstudie 30
4 Ergebnisse 32
4.1 Statistik der Vorstudie 32
4.1.1 Vorstudienumfang und Patientenkollektiv 32
4.1.2 Untersuchungen der Blutalkoholkonzentration 34
4.1.3 Vergleich der Ethanol- mit der Methanoluntersuchung 37
4.1.4 Analysen verschiedener Subgruppen 38

4.2 Statistik der Hauptstudie 43
4.2.1 Übersicht der Studiendaten 43
4.2.2 Beschreibung des Studienkollektivs 43
4.2.3 Selbstauskunft zum Alkoholkonsum 47
4.2.4 Ergebnisse der Blutalkoholuntersuchung 50
4.2.5 Vergleich der Ethanol- mit der Methanoluntersuchung 54
4.2.6 Vergleich der Ethanol- mit der Methanoluntersuchung im Verlauf 55
4.2.7 Vergleich der Selbstauskunft mit der Methanoluntersuchung 57
4.2.8 Vergleich der Selbstauskunft mit der Methanoluntersuchung im Verlauf 57
4.2.9 Ergebnisse transplantierter Patienten 60
5 Diskussion 61
6 Zusammenfassung 68
Literaturverzeichnis 70
Tabellenverzeichnis 79
Abbildungsverzeichnis 80
Danksagung 82

ABKÜRZUNGSVERZEICHNIS

ABA	Alkoholbegleitstoff-Analyse
ADH	Alkohol-Dehydrogenase
ALC	Alkoholische Leberzirrhose (alcoholic liver cirrhosis)
ALD	Alcoholic Liver Disease
ALE	Alkoholische Lebererkrankung
BAK	Blut-Alkohol-Konzentration
BÄK	Bundesärztekammer
CDT	Carbodeficient Transferrin
CDTect™	Messverfahren für CDT
%CDT	Messverfahren für CDT
EtG	Ethyl-Glukuronid
GDH	Glutamat-Dehydrogenase
γ-GT / GGT	Gamma-Glutamyl-Transferase
GOT	Glutamat-Oxalazetat-Transaminase
GPT	Glutamat-Pyruvat-Transaminase
HBV	Hepatitis B-Virus
HCV	Hepatitis C-Virus
HCC	Hepatozelluläres Karzinom
HWZ	Halbwertzeit
LTx	Lebertransplantation
MCV	Mittleres korpuskuläres Volumen (mean corpuscular volume)
MELD	Model of Endstage Liver Disease - Score
MEOS	Mikrosomales Ethanol oxidierendes System
NALD	Nicht-alkoholische Lebererkrankung (non alcoholic liver disease)
NADP(H)	Nicotinsäureamid-Adenin-Dinucleotid-Phosphat (-Hydrid)
SA	Selbstauskunft
SEK	Serum-Ethanol-Konzentration
SMK	Serum-Methanol-Konzentration
Tx	Transplantation
UEK	Urin-Ethanol-Konzentration
WL	Warteliste

1 EINLEITUNG

Alkohol ist in unserer westlichen Gesellschaft eine der am häufigsten missbräuchlich konsumierten Substanzen.[50] In Deutschland werden jährlich pro Kopf mehr als 10 Liter reinen Alkohols konsumiert, was im weltweiten Vergleich einem Platz im oberen Drittel entspricht.[2,3,20] Weltweit hat sich seit 1970 die Menge an konsumiertem Alkohol nahezu verdreifacht.[56] Die Zahl der Alkoholabhängigen in Deutschland beläuft sich nach Schätzungen auf 1,6 bis 2,5 Millionen. Etwa 10,4 Millionen Menschen in der Bundesrepublik konsumieren Alkohol in einer gesundheitlich riskanten Menge, wobei auch die Zahl der betroffenen Jugendlichen in den letzten Jahren stark angestiegen ist.[2,3,56,80,81] Alkoholbezogene Krankheiten verursachen volkswirtschaftliche Kosten von mehr als 20 Milliarden Euro pro Jahr. Jährlich sterben ca. 42.000 Personen durch direkten Alkoholmissbrauch oder dessen indirekte Folgen. Zugleich verkürzt ein chronischer Alkoholmissbrauch die Lebenserwartung um durchschnittlich 10 bis 12 Jahre.[2,3,56] Eine der möglichen Endfolgen von Alkoholismus ist die alkoholtoxische Leberzirrhose (alcoholic liver cirrhosis, ALC). Bei der ALC handelt es sich um eine fortgeschrittene Lebererkrankung, deren letzte Therapieoption die Lebertransplantation (LTx) ist. Hierfür ist die absolute Alkoholkarenz Voraussetzung, da ein Rückfall nach LTx sowohl das Transplantat direkt gefährdet als auch die immunsuppresive Therapie durch Non-Compliance stark erschwert. Somit bleibt ein Rückfall bei transplantierten Patienten eine gefürchtete Komplikation.

Eine besondere Herausforderung im klinischen Alltag besteht darin, die Langzeit-Alkoholabstinenz bei Alkoholikern vor LTx zu überprüfen, da die Verleugnung ein charakteristisches Merkmal der Suchterkrankung ist.

Diese Arbeit soll einen Beitrag dazu leisten, mit einer sensitiven und spezifischen Diagnostik, dem Methanoltest, Rückfälle von Patienten auf der Warteliste für eine LTx zu erkennen. Nur so kann rechtzeitig eine Entzugs- und Entwöhnungsbehandlung eingeleitet und eine gerechte Spenderorganverteilung gewährleistet werden.

1.1 Die alkoholische Leberzirrhose

1.1.1 Definition

Der Begriff Leberzirrhose beschreibt das irreversible Endstadium von vielen Lebererkrankungen unterschiedlicher Ursache. Morphologisch stellt die Leberzirrhose einen bindegewebigen, knotigen Umbau der Leberarchitektur dar. Durch die Bildung von portoportalen und portal-venösen Septen, welche die verbleibenden und funktionierenden Leberparenchyminseln komprimieren (sog. Regeneratknoten) und Blut aus der Pfortader an ihnen vorbeileiten, kommt es zu einer Verringerung der hepatischen Entgiftungsfunktion und zur portalen Hypertension.[10,11,44,56]

1.1.2 Epidemiologie

Unabhängig von ihrer Ursache betrifft die Leberzirrhose alle Altersgruppen, sozialen Schichten und ethnischen Herkünfte. Frauen haben ein 2- bis 3-fach höheres Zirrhoserisiko als Männer.[10,11,56] Die Leberzirrhose hat eine Prävalenz von ca. 4-10% und eine Inzidenz von 240 pro 1 Million Einwohner und Jahr.[I] In Deutschland leiden ungefähr 600.000 bis 700.000 Menschen an einer Leberzirrhose und bei ca. 25.000 Patienten führt diese Krankheit jährlich zum Tode.[56] Laut einer Studie des Statistischen Bundesamtes in Wiesbaden sind „mehr als neun von zehn Sterbefällen (92,4%) an alkoholischen Erkrankungen der Leber [...] auf eine alkoholische Leberzirrhose [...] zurückzuführen. Mit 9.250 Menschen verstarben mehr als die Hälfte (56,6%) der aufgrund von Alkoholproblemen Gestorbenen an alkoholischer Leberzirrhose.“[79]
Alkohol ist in Europa dabei mit 50-70% der häufigste Grund für eine Leberzirrhose: Bei 20-30% aller Patienten führt ein chronischer Alkoholabusus zu einer Leberzirrhose.[10,11,56]
Die alkoholische Leberzirrhose tritt häufig mit anderen hepatischen Erkrankungen auf, wie z.B. der Hepatitis C-Virus- (HCV) und Hepatits B-Virusinfektion (HBV) sowie dem hepatozellulären Karzinom (HCC). Dadurch potenziert sich der toxische Effekt des Alkohols und der anderen Lebernoxen. Dies führt zu einer schnelleren Progression der Leberkrankheit, begünstigt zudem die Bildung eines hepatozellulären Karzinoms und verschlechtert damit die Prognose.[10,11,44,56]

[I] Nach einer Hochrechnung von Autopsiebefunden [56]

Abgesehen von der genetischen Prädisposition ist der entscheidende Faktor für die Entwicklung einer alkoholischen Leberzirrhose die pro Tag konsumierte Menge an Alkohol. Ab 40-60 g/d Alkohol beim Mann und 20-30 g/d bei der Frau steigt das Risiko einer chronischen Lebererkrankung um das 6-fache, ab 80 g/d bei beiden Geschlechtern bereits um das 50-fache. Neben der reinen Menge an Ethanol sind die Zeitspanne und die Regelmäßigkeit des Alkoholkonsums für die Entwicklung einer alkoholischen Lebererkrankung mitbestimmend.[10,11,56,82]

1.1.3 Verlauf

Die Übergänge der einzelnen Stadien von Lebererkrankungen sind fließend. Die Vorstadien der Leberzirrhose werden der Reihenfolge nach unterteilt in die *steatosis hepatis*, die reine Fettleber ohne entzündliche Reaktionen: Hieraus kann sich eine reversible Fettleberhepatitis entwickeln, die *steatohepatitis*. Bei kontinuierlicher Exposition der Leber infolge Alkohol und andere Lebernoxen oder durch progressive virale Erkrankungen kommt es zu einer Zunahme von von Bindegewebe in der Leber, der Leberfibrose. Diese ist ebenfalls reversibel, wohingegen die Leberzirrhose, welche sich in 20% der Fälle übergangslos aus einer Fibrose entwickelt und einen fibrotischen Umbau der Leberarchitektur darstellt, irreversibel ist.[10,11,44,52,56]

Alkoholabstinenz hat einen positiven Einfluss auf den Verlauf von alkoholischen Lebererkrankungen.[10,11] Bei einer Zirrhose können sich die verbleibenden vitalen Leberareale regenerieren und so zu einer klinischen Besserung des Patienten führen. Deshalb ist bei Karenz unter Umständen eine Transplantation (Tx) nicht mehr erforderlich.[10,11,56]

Bei kontinuierlicher Alkoholexposition treten verstärkt die für die Leberzirrhose typischen Komplikationen auf. Diese stellen häufig die Todesursache dar. Zu nennen sind hier die Leberinsuffizienz (25-40% der Fälle), hepatische Enzephalopathie oder hepatisches Koma (25-40%), portale Hypertension mit einer erhöhten Blutungsgefahr (z.B. aus Ösophagusvarizen, 20-30%) und Aszites, Infektionen (10%) und eine deutlich erhöhte Inzidenz des primären hepatozellulären Karzinoms (HCC, 5%). Mit einer bakteriellen Peritonitis beläuft sich die Mortalität auf 50-70%, kombiniert mit einem Leberversagen erreicht sie sogar 90%.[10,11,56]

1.1.4 Therapie

Die erste Therapieoption bei allen alkoholischen Lebererkrankungen, so auch der alkoholischen Leberzirrhose, ist die kausale Therapie, also die Ausschaltung ihrer Ursache. Oberstes Therapieziel ist somit eine absolute und langfristige Alkoholkarenz.[10,11,56] Allein durch Abstinenz kann sich die Leber soweit erholen, dass die Lebererkrankung in den reversiblen Stadien rückläufig ist. Die Abstinenz als kausale Therapie beinhaltet auch Speisen und Getränke, die man nicht als alkoholhaltig kennt. So sind zum Beispiel auch an sich harmlose Produkte wie Fruchtsäfte (Alkohol durch Fermentierungsprozesse in der Flasche), Rasierprodukte (z.B. Aftershave), Medikamente auf alkoholischer Basis (z.B. Hustensäfte), sogenannte alkoholfreie Biere (immer mit einem geringen Alkoholgehalt) zu meiden, da sie zusammen mit Gärungsprodukten intestinaler Pilze zur Akkumulation „alarmierender Mengen von Alkohol im Körper“[56] führen können. Dies gefährdet wiederum die Abstinenz, da der endogen gebildete Alkohol einen Rückfall hervorrufen kann.[56]

Die medikamentöse Therapie ist bei einer alkoholisch-toxischen Lebererkrankung nur symptomatisch und wird je nach Komorbidität durch eine antivirale oder eine onkologische Therapie ergänzt.

Für Patienten mit einer alkoholischen Leberzirrhose im Endstadium ist die Lebertransplantation (LTx) die letzte Therapieoption. Die Auswahl der Kandidaten für eine Transplantation erfolgt gemäß den Transplantationsrichtlinien der Bundesärztekammer. Notwendige Bedingung, um derzeit ein Spenderorgan zu erhalten, ist eine mindestens sechsmonatige absolute Abstinenzphase vor Transplantation.[13]

1.1.5 Prognose

Im Wesentlichen bestimmt das Auftreten von Komplikationen der Leberzirrhose die Prognose beim einzelnen Patienten. Natürlich ist das Ausschalten der ursächlichen Noxe prognostisch entscheidend. Die 10-Jahres-Überlebensrate von Patienten mit einer kompensierten Zirrhose liegt zwischen 45 und 50%, 55-60% dieser Patienten entwickeln in diesem Zeitraum schwere Komplikationen. Die 5-Jahres-Überlebensrate von Patienten mit einer Lebererkrankung im Endstadium beträgt lediglich 50%.[22] Bei einer kompensierten Leberzirrhose beträgt die durchschnittliche Überlebensrate 8,9 Jahre, während diese bei einer dekompensierten Leberzirrhose auf nur 1,6 Jahre zurückgeht. Dieses großen Unterschiedes wegen ist es prognostisch entscheidend, den Komplikationen möglichst früh und intensiv vorzubeugen.[56,63]

1.2 Lebertransplantation (LTx)

1.2.1 Geschichte der Lebertransplantation

Die erste Lebertransplantation wurde 1955 in den USA an einem Hund durchgeführt, an einem Menschen erstmals im Jahre 1963. 1986 hielt diese Methode in Deutschland Einzug. Seit den 80er Jahren entwickelte sich die Lebertransplantation durch ständige technische Verbesserungen sowie Cyclosporin A und Kortikosteroide als neue und effektive Immunsuppressiva zu einer wichtigen und anerkannten Therapieoption für Patienten mit einer chronischen Lebererkrankung im Endstadium. Die Prognose der Patienten nach Transplantation ist gut: die 1-, 5- und 10-Jahres-Überlebensraten betragen >90%, >80% und >75%. Die Anzahl der durchgeführten Operationen in Deutschland ist in den letzten 30 Jahren ständig angestiegen und beläuft sich derzeit auf rund 800 Transplantationen pro Jahr. Diese fortschreitende Entwicklung steht einer gleichbleibenden bis abnehmenden Anzahl von Spenderorganen gegenüber.[87] Um eine gerechte Verteilung der Organe zu gewährleisten, müssen die Indikationen für eine Transplantation deshalb genau überprüft werden.[II]

1.2.2 Lebertransplantation bei alkoholischer Leberzirrhose

Erstmals wurde die alkoholische Leberzirrhose im Jahr 1983 durch die „National Institutes of Health Consensus Conference on Liver Transplantation" als Indikation für eine Lebertransplantation bei Patienten mit einer alkoholischen Leberzirrhose im Endstadium und glaubhafter Alkoholabstinenz anerkannt.[15] Die Frage, ob ein Alkoholiker eine Spenderleber aufgrund von Eigenverschulden „verdient", wurde und wird mitunter sehr emotional und kontrovers diskutiert.[59,83,65,66] Aufgrund der guten Ergebnisse und der guten Prognose bei Abstinenz gilt jedoch die alkoholische Leberzirrhose heute als anerkannte Indikation für eine Lebertransplantation.[26,62,71,86]

Vor dem Hintergrund eines drohenden Rückfalls nach Transplantation wurde im Jahre 1993 in Paris auf der *Consensus Conference on Indications for Liver Transplantation* eine ideale Abstinenzzeit vor Transplantation auf der Warteliste von mindestens 3-6 Monaten festgelegt.[71] Diese sogenannte 6-Monatsregel wird in vielen Transplantationszentren als Einschlusskriterium eingesetzt und auch von der Bundesärztekammer (BÄK) in den

---

[II] Die Spenderorgane werden unter der Schirmherrschaft der in den Niederlanden ansässigen Transplantationszentrale „Eurotransplant" nach Indikation und Dringlichkeit verteilt.

Leitlinien zur Transplantation aufgeführt. Eine sechsmonatige Abstinenzphase vor Transplantation wurde in der Literatur kontrovers diskutiert und ist heute weitgehend als zuverlässiger positiver Vorhersagewert hinsichtlich eines Rückfalls nach Transplantation widerlegt. [6,7,17,19,22,26,27,46,54,66,71,88,96]

Foster *et al.* (1997) fassen zusammen, dass eine Abstinenz vor Transplantation zwar ein gutes Einschlusskriterium (Spezifität 90%, negativer Vorhersagewert 95%), jedoch ein unzureichendes Ausschlusskriterium (Sensitivität 50%, positiver Vorhersagewert 61%) für eine LTx ist.[26]

Bisher konnten keine verlässlichen Parameter vor einer LTx gefunden werden, welche die Wahrscheinlichkeit eines Rückfalls bestimmen können, wenn auch gewisse beeinflussende Faktoren als Tendenzen sichtbar sind (wie z.B. Abstinenzzeit, Alkoholabhängigkeit, Missbrauch anderer Substanzen und Depression, Psychosen oder andere Persönlichkeitsstörungen vor einer Transplantation).[21,54,88]

1.2.3 Rechtliche Grundlage zur LTx bei einer ALC in Deutschland

Die Bundesärztekammer bestimmt bundesweit die zuletzt am 25.04.2008 aktualisierten Richtlinien zur Organtransplantation nach §16 TGP.[13,14] Demnach ist die alkoholische Leberzirrhose eine Indikation für eine Lebertransplantation mit folgenden Einschränkungen:

1. „Bei Patienten mit alkoholinduzierter Zirrhose erfolgt die Aufnahme in die Warteliste erst dann, wenn der Patient für **mindestens sechs Monate völlige Alkoholabstinenz** eingehalten hat. **Krankheitseinsicht** und **Kooperationsfähigkeit** des Patienten müssen einen längerfristigen Transplantationserfolg sowie eine ausreichende Compliance auch in schwierigen Situationen ermöglichen."
2. „[...] Die behandelnden Ärzte müssen sowohl bei der Aufnahme in die Warteliste als auch nach der Transplantation auf die **Compliance** achten und auf sie hinwirken."[13]

1.2.4 Rezidivrate auf der Warteliste und nach LTx

Der Rückfall zum Alkoholkonsum ist und bleibt eine gefürchtete Komplikation bei Patienten vor und nach einer LTx. Die in der Literatur beschriebenen Rezidivraten gehen stark auseinander.[67,68,72,88]

Über den Alkoholkonsum und das Abstinenzverhalten von Patienten mit einer ALC auf der Warteliste sind bisher sehr wenige Daten vorhanden (siehe Tab. 1)

Tx-Zentrum	Erstautor	Jahr	Anz. Pat.	Abstinenz-Überprüfung	Rezidivrate
Toulouse	Immordino[49]	2009	110	Histologie des Explantats	12% (n=13)
SãoPaulo	Iasi[47]	2003	66	Retrospektiv, Selbstauskunft	15% (n=10)
Essen	Erim[24]	2007	18	Selbstauskunft, Atem-Ethanol, EtG	50% (n=9)

Tab. 1 Rückfallrate auf der Warteliste vor LTx (sortiert nach der Rezidivrate)

Dagegen gibt es wesentlich mehr Daten über die Rezidivrate nach erfolgter Transplantation (siehe Tab. 2)

Tx-Zentrum	Erstautor	Jahr	Anz. Pat.	Abstinenz-Überprüfung	Rezidivrate
Pittsburgh	Kumar[55]	1990	52	Selbstauskunft, Fremdaussage, Leberenzyme	11% (n=6)
Hamburg	Heinemann[41]	1998	107	%CDT, CDTect, Methanol, Ethanol, Leberenzyme	11% (n=9)
San Francisco	Gish[34]	2001	61	klinisch	12% (n=20)
Heidelberg	Reeck[74]	1995	52	k.A.	12% (n=6)
Birmingham	Anand[1]	1997	39	Sebstaussage , Fremdaussage	13% (n=5)
Cambridge	Bird[9]	1990	18	Selbstauskunft, Leberenzyme	17% (n=3)
Rochester	Jain[50]	2003	185	k.A.	17% (n=32)
San Francisco	Osorio[69]	1994	37	Selbstauskunft, Fremdaussage	19% (n=7)
Pittsburgh	Tringali[85]	1996	58	Selbstauskunft, Fremdaussage, randomisierte SEK	21% (n=12)
Chicago	Foster[26]	1997	63	Selbstauskunft, Fremdaussage, Leberenzyme, Leberbiopsie	21% (n=13)
Pittsburgh	DiMartini[22]	1998	78	Selbstauskunft, bei Zweifel SEK	24% (n=15)
Santander	Cuadrado[18]	2005	54	Selbstauskunft, Fremdaussage, bei Zweifel SEK	26% (n=14)
Sydney	Kelly[53]	2006	90	Selbstauskunft	31% (n=28) [III]
Montpellier	Pageaux[70]	2003	128	Selbstauskunft, Fremdaussage, bei Zweifel SEK	31% (n=40) [IV]
Montpellier	Pageaux[71]	1999	47	Selbstauskunft, Fremdaussage, Leber-enzyme; bei Zweifel Leberbiopsie & Urin-Ethanol-Konz.	32% (n=15)

[III] Davon 36% „non-harmful alcohol use“ (n=10) und 64% „harmful alcohol use“ (n=18)

[IV] Davon 10% „occasional drinkers“ (n=13) und 21% „heavy drinkers“ (n=27)

Padua	Burra[15]	2005	51	Selbstauskunft, k.w.Angaben	33% (n=17) [V]
Multizentr. FR	Doffoël[23]	1992	57	k.A.	33% (n=19)
Birmingham	Georgiou[28]	2003	19	Selbstauskunft, random. SEK	42% (n=8)
Philadelphia	Lucey[58]	1997	50	Leberenzyme, bei Zweifel Leberbiopsie	43% (n=17)
Birmingham	Mackie[61]	2001	49	Selbstauskunft	46% (n=21)
Birmingham	Tang[84]	1998	59	Leberenzyme, Selbstauskunft	48% (n=28) [VI]
Dallas	Gerhardt[29]	1996	41	Selbstauskunft	49% (n=20)
London	Howard[45]	1994	20	Selbstauskunft, Leberenzyme, Leberbiopsie	80% (n=16) [VII]

Tab. 2: Rückfallrate auf der Warteliste nach LTx (sortiert nach der Rezidivrate)

Diese erheblichen Unterschiede in den Rückfallraten ergeben sich aus einer Konstellation mehrerer Faktoren. Zum einen wird in unterschiedlicher Intensität, zum anderen mit sehr unterschiedlichen Methoden nach einem Rückfall zum Alkoholkonsum gesucht. So ergibt sich in vielen Studien die Rezidivrate aus Ergebnissen einer Selbst- oder Fremdaussage zum Alkoholkonsum, sei es über ein Arzt-Patientengespräch, ein Telefonat oder durch einen Fragebogen. Da auch bei gleichen Screeningmethoden wie zum Beispiel der Selbstauskunft stark abweichende Ergebnisse (Rezidivrate 11-49%) existieren, lässt dies die Vermutung zu, dass es in den verschiedenen Transplantationszentren eine unterschiedliche Gewichtung und Gründlichkeit des Rückfall-Screenings gibt. Als erschwerende Bedingung kommt hinzu, dass es unter den Zentren keine einheitliche Richtlinie und Methodik zur Erkennung von Rückfällen gibt und sie somit im Wesentlichen vom Abteilungsleiter und den Mitarbeitern abhängt.
Lediglich in sieben Zentren der obigen Übersicht (gelb hinterlegt) wurden relativ sensitive und objektive Methoden zur Erkennung von Rückfällen verwendet.

Daraus ergeben sich nachstehende Schlussfolgerungen gezogen werden:

1) Alkoholiker mit einer ALC auf der Warteliste und nach erfolgter LTx neigen zu Rückfällen. Mit einer Transplantation wird die Grundkrankheit Alkoholismus und das gefährdende Suchtverhalten nicht behandelt.

2) Die Erkennungsrate von Rückfällen hängt hauptsächlich davon ab, wie gründlich danach gesucht wird.

[V] Davon 64% „occasional drinkers“ (n=11) und 34% „heavy drinkers“ (n=6)

[VI] Davon 32% „occasional drinkers“ (n=19) und 15% „heavy drinkers“ (n=9)

[VII] Davon 40% mit riskantem Alkoholkonsum

3) Die Erkennungsrate von Rückfällen kann gesteigert werden, wenn man eine gezielte Befragung durch geschultes psychologisches Personal vornimmt und zudem moderne und sensitive Screening-Methoden verwendet, wie z.B. die Alkoholbegleitstoff-Analyse (ABA).

4) Eine Erkennung von Rückfällen bereits auf der Warteliste steigert die Chancen, dass eine Suchttherapie frühzeitig eingesetzt und somit die Rezidivrate nach LTx gesenkt werden kann.

1.2.5 Ergebnis und Prognose nach LTx

Die Ergebnisse nach Transplantation bei Patienten mit alkoholischer Leberzirrhose sind sehr gut. Das Outcome, das Überleben und die Prognose sind selbst bei einem leichten Rückfall gleichwertig bis sogar leicht besser als bei Patienten mit einer anderen Ätiologie. Lediglich Patienten mit einem schweren Rückfall weisen eine schlechtere Prognose auf.[7,15,50,71,70,67,73,95]

Einer Studie von Pageaux *et al.* (2003)[70] zeigt in Abb. 1 die Überlebensraten von 128 Patienten mit alkoholischer Leberzirrhose nach Transplantation:

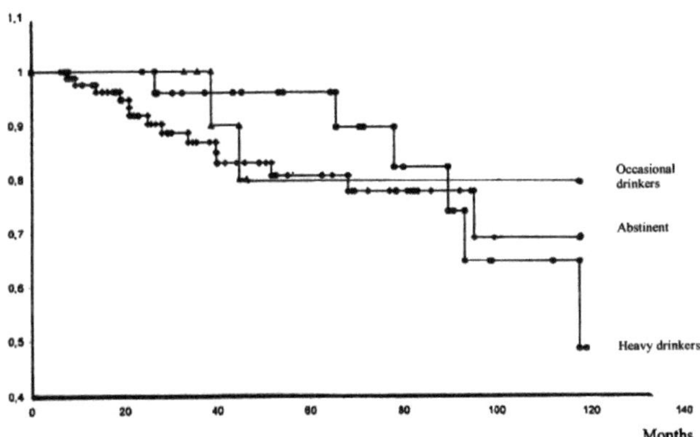

Survival rates after liver transplantation. Comparison between abstinent, occasional drinkers, heavy drinkers.

Abb. 1: Überlebensraten nach LTx von Abstinenzlern, Gelegenheits- und schweren Trinken aus Lit. [70]

Die 1-, 5- und 8-Jahres-Überlebensraten betrugen 97, 80, und 69% in der Gruppe der abstinenten Patienten, 100, 80 und 80% in der Gruppe der Gelegenheitstrinker, 100, 95 und 64% in der Gruppe der schweren Trinker. Überraschend dabei: Studiendaten

bestätigen also, dass die alkoholische Leberzirrhose aufgrund ihrer guten Prognose selbst bei leichten Rückfällen eine gerechtfertigte Indikation für eine Lebertransplantation ist.
Ein leichter Rückfall hatte zudem bei Pageaux *et al.* (1999 & 2003) keinen Einfluss auf das Überleben und die Compliance mit der immunosuppressiven Therapie.[70,71]
Gegenüber den guten bis sogar besseren Kurzzeit-Ergebnissen im Zeitraum zu 5 Jahren ist jedoch die Überlebensrate nach 5 Jahren signifikant geringer, was im Wesentlichen durch die Bildung von *de novo*-Karzinomen und weiteren Riskikofaktoren sowie Komorbiditäten wie z.B. Rauchen und Herz-Kreislauf-Erkrankungen bedingt ist.[50,63,91]

1.2.6 Psychotherapie

Die Lebertransplantation ist für Patienten mit einer alkoholischen Leberzirrhose nur eine symptomatische Therapie, da die Ursache des Leberschadens, der Alkoholismus, damit nicht therapiert wird. Die Sucht- und Psychotherapie sind bei dieser Patientenklientel die eigentliche kausale Therapie und somit essentieller Bestandteil des Transplantationsprozesses von der Evaluation im Vorfeld der Transplantation bis hin zur postoperativen Betreuung.[89]
Nach Johann & Erim (2001) belegen „zahlreiche Untersuchungen [...] den Zusammenhang zwischen späten Transplantatabstoßungen und Complianceproblemen [...]; ebenso gibt es gute Belege dafür, dass psychische Faktoren das Auftreten von Compliancestörungen im Sinne von Risikofaktoren begünstigen können. Gerade das Modell der Risikofaktoren bietet die Chance, gezielte Interventionen zur Beeinflussung dieser Faktoren zu entwickeln und so die Compliance der Patienten präventiv fördern zu können."[51]
Für die sorgfältige Auswahl der Patienten zu einer Transplantation ist eine begleitende Psychotherapie unerlässlich, besonders vor dem Hintergrund, dass bisher in der Literatur und Praxis keine beweis- und aussagekräftigen Prädiktoren für einen Rückfall gefunden worden sind. Auch eine längere Abstinenzzeit vor Transplantation konnte nicht als prädiktiver Wert für einen Rückfall bestätigt werden.[71] Mit der Psychotherapie können sowohl der Alkoholismus als Grundkrankheit, als auch Risikofaktoren, welche oft die Ursache eines Rückfalls sind, erkannt und therapiert werden.[51,56,91]
Der soziale Hintergrund der Patienten beeinflusst sowohl das Überleben nach Transplantation als auch deren Rückfallrate. So ergab eine Studie von Pageaux *et al.* (1999) in der Gruppe der rückfälligen Patienten einen höheren Anteil (33%) von Scheidungs- und Trennungsfällen als bei den Abstinenzlern (9%).[71]

Eine besondere Bedeutung erhält die prä- und posttransplantative Suchttherapie vor dem Hintergrund, dass Alkoholiker-Transplantations-Patienten dazu neigen, eine Alkoholismus-Therapie abzulehnen aus der Überzeugung heraus, dass mit einer Transplantation auch das Problem des Alkoholismus gelöst sei und somit kein Therapiebedarf mehr bestehe.[15] Weinrieb *et al.* (2000) postulieren daher, auf der Warteliste und auch nach erfolgter Transplantation mit systematischen und randomisierten Kontrollen die Abstinenz zu überprüfen, um rechtzeitig und wirksam eine Suchttherapie einzuleiten.[90] Da ein Rückfall des Patienten oft mit Schamgefühl assoziiert ist, wird er im klinischen Alltag meist nicht thematisiert, was die wichtige Rolle des „genaueren Hinschauens" mit Mitteln wie der psychologischen Betreuung oder auch der Alkoholbegleitstoff-Analyse hervorhebt.[46]

1.3 Alkohol im Körper

95-98% des im Körper aufgenommenen und verteilten Ethanols werden zu den Stoffwechselendprodukten CO_2 und H_2O abgebaut. Die Gesamt-Elimination von Ethanol ist weitgehend konzentrationsunabhängig und damit eine Reaktion 0. Ordnung. Es wird im Körper zu 90-95% in den Hepatozyten von den drei Enzymsystemen ADH, MEOS und der Katalase verstoffwechselt. Mit 90% spielt dabei die im Zytosol gelöste Alkohol-Dehydrogenase (ADH) die wichtigste Rolle.

Ab einer Blutalkoholkonzentration (BAK) von über 1 ‰ wird Ethanol zu 10% auch über das MEOS (mikrosomales ethanoloxidierendes System) abgebaut. Das MEOS ist ein Cytochrom-P450-abhängiges mikrosomales System zum Ethanolabbau im endoplasmatischen Retikulum der Hepatozyten. Es wird durch einen chronischen Alkoholkonsum induziert und passt somit seine Abbauaktivität und -leistung dem Bedarf an.

Als drittes Ethanol abbauendes System hat die Katalase, ein H_2O_2-abhängiges Peroxidsystem in den Peroxisomen der Zellen, mit dem sehr geringen Umsatz von 1-2% nur eine geringe Bedeutung.

Neben der hepatischen Elimination wird Ethanol zu einem geringen Anteil von 2-5% auch über die Atmung, den Schweiß und den Urin ausgeschieden. Dieser Anteil ist für den Abbau unbedeutend, wohl aber für den qualitativen Nachweis von Alkoholkonsum relevant (siehe Atemalkohol-Test). Mit 0,1-0,5% am Gesamtabbau beteiligt wird glukuronidiertes Ethanol, das Ethyl-Glukuronid (EtG), renal ausgeschieden und ist im Urin nach Ethanolaufnahme nachweisbar.[30,31,56]

Der toxische Effekt von Alkohol auf die Leber setzt sich aus mehreren Komponenten zusammen.

Als Metabolit des Ethanol über den Abbauweg der ADH besitzt das Azetaldehyd die eigentliche toxische Wirkung auf die Leberzellen. Es hat einen 15-fach toxischeren Effekt als das Ethanol selbst. Auch Methanol, was in geringer Konzentration in jedem alkoholischen Getränk vorhanden ist und im Körper kumuliert (vgl. Kapitel 1.5.1 Methanolkinetik), wird in der Literatur als potentes toxisches Agens im Zusammenhang mit der Entstehung einer ALC sowie von Suchtmechanismen diskutiert.[56]

Die verstärkte Induktion des MEOS bei chronischen Alkoholikern hat einen gesteigerten Verbrauch von Sauerstoff und NADPH in den Hepatozyten zur Folge. Mit 75-85% wird der Großteil des Sauerstoffs in der Zelle für den Alkohol-Katabolismus verwendet. Dies führt zu einer läppchenzentralen Hypoxie und zu Störungen im Zellstoffwechsel. Die Aktivität von zellprotektiven Redox-Reaktionen, speziell des Zitratzyklus und der Pyruvat- und Fettsäureoxidation, wird herabgesetzt. Letzteres mündet in die Entwicklung einer Fettleber und spielt im weiteren Verlauf der ALC eine zentrale Rolle (siehe Kapitel 1.1.3 Verlauf).[44,56]

1.4 Warteliste: Bisherige Abstinenzüberprüfung

Um die Abstinenz von Patienten mit einer ALC auf der Warteliste zu überprüfen, stehen direkte und indirekte Verfahren zur Verfügung.

1.4.1 Direkte Verfahren – Selbstauskunft

Direkte Verfahren wie z.B. das klinische Interview zielen auf die Selbstauskunft des Patienten und werden von vielen Transplantationszentren verwendet.[95] Sie bieten einen guten persönlichen Zugang zum Patienten und verbessern dessen Compliance. Die Sensitivität der direkten Verfahren wird in der Literatur sehr unterschiedlich bewertet (vgl. Kapitel 1.2.4). Heinemann *et al.* (1998) weisen auf eine geringe Sensitivität der Selbstauskunft hin, da Patienten auf der Warteliste dazu neigten, alles zu verleugnen, was ihre Chance auf ein Spenderorgan verschlechtern könnte.[41] Ebenso erwähnten Helander *et al.* (1997 & 2002), Berlakovich *et al.* (2004) und Burroughs *et al.* (2006) eine mangelhafte Genauigkeit der Selbstauskunft, weil sie bei mehreren Patienten nicht mit einem positiven Ethanol-, Methanol-, CDT- oder EtG-Test übereinstimmte.[16,42,43]
Yates *et al.* (1998) hingegen betonen die Verlässlichkeit der Selbstauskunft im klinischen Interview, überprüfen diese in ihrer Studie jedoch nicht durch z.B. die Bestimmung von Laborparametern.[95]

1.4.2 Indirekte Verfahren – Alkoholparameter

Neben den direkten gibt es indirekte Verfahren, welche die Bestimmung objektiver Parameter wie z.B. laborchemische Werte beinhalten. Diehl & Mann (2005) weisen dabei auf die Gefahr hin, mit der alleinigen Verwendung indirekter Verfahren eine Art Indizienprozess mit dem Ziel der „Überführung" des Patienten zu eröffnen. Sie empfehlen daher die simultane Verwendung beider Verfahren.[20]

1.4.2.1 Trait- und State-Marker

Bei den indirekten Verfahren wird unterschieden zwischen Trait-Markern (Vulnerabilitäts- bzw. Anfälligkeitsmerkmale) und State-Markern (biologische, biochemische und klinisch-chemische Zustands- bzw. Verlaufsparameter).

Trait-Marker, wie z.B. die genetisch unterschiedliche Ausprägung der ADH zwischen verschiedenen Volksgruppen, sind für den täglichen klinischen Gebrauch nicht geeignet, da sie zum einen sehr kostspielig und aufwändig zu untersuchen sind und zum anderen nur auf eine Anfälligkeit zu einer Krankheit hinweisen, für die Therapie einer bereits vorhandenen Erkrankung jedoch keine entscheidende Rolle mehr spielen.
State-Marker sind derzeit das Mittel der Wahl zur Entdeckung von akutem und chronischem Alkoholkonsum. Sie stellen eine Vielzahl der durch die Ethanolbelastung verursachten Stoffwechselveränderungen und -produkte dar. So ist auch die in dieser Studie verwendete Alkoholbegleitstoff-Analyse als diagnostisches Mittel für Patienten mit einer ALC auf der Warteliste vor Transplantation ein solcher State-Marker. Keiner der bis dato vorhandenen Laborparameter erreicht eine hundertprozentige Sensitivität und Spezifität.[30,31,32]

1.4.2.2 State-Marker: „klassische" Laborparameter

In der Diagnostik der chronischen Lebererkrankungen alkoholischer Genese spielen mehrere Parameter eine wichtige Rolle. Zu nennen sind die γ-GT, die Transaminasen (GOT und GPT), deren Verhältnis zueinander (de Ritis-Quotient), ein erhöhtes mittleres korpuskuläres Volumen (MCV) der Erythrozyten und die Glutamat-Dehydrogenase (GDH). Diese Parameter haben jeweils für sich eine mangelhafte Sensitivität, da Werte außerhalb des Normbereichs nicht nur durch chronischen Alkoholkonsum, sondern auch durch eine Vielzahl anderer hepatobiliärer und extrahepatischer Krankheiten verursacht werden können.
Die klassischen Alkohol- und Leberparameter müssen daher in ihrem Gesamtbild beurteilt werden. Es ergeben sich daraus sowohl Rückschlüsse auf einen chronischen Alkoholkonsum als auch nützliche Verlaufsinformationen. Für die Ermittlung eines fortbestehenden Alkoholkonsums respektive Rückfalls eignen sie allein sich jedoch nicht, womit sie für diese Studie nur von geringer Aussagekraft sind.[56]

1.4.2.3 State-Marker für rezenten Alkoholkonsum: Ethanol, CDT und EtG

Ethanol

Der einfachste und spezifischste Weg und deshalb bisherige Methode der Wahl zur Entdeckung eines kurzfristigen Alkoholkonsums ist der Nachweis von Ethanol im Serum oder Urin. Die Ethanolbestimmung ist in nahezu jedem Kliniklabor möglich und weit verbreitet.

Ein Kriterium des sicheren Nachweises von Ethanol ist die Nachweisgrenze des Verfahrens. Darüber hinaus denkbare endogene Konzentrationen von Ethanol liegen jedoch deutlich unterhalb der Nachweisgrenze. Als positiv eingestuft wurden daher alle Untersuchungsergebnisse mit einer messbaren Konzentration von Ethanol im Serum

Als nachteilig in der Praktikabilität erweist sich jedoch der schnelle Abbau von Ethanol mit durchschnittlich ca. 0.15 g/kg/h, der bei Alkoholikern durch ein verstärkt induziertes MEOS noch schneller vonstatten geht als bei Nicht-Alkoholikern. Wenn also ein Patient mit einer ALC auf der Warteliste zu einem Kontrolltermin in die Ambulanz einbestellt wird, kann er seinen Ethanolspiegel dementsprechend vorher „heruntertitrieren", so dass zum Untersuchungstermin selbst kein Ethanol mehr nachweisbar ist.[42,56]

CDT

Ein weiterer Laborparameter für die Erkennung von Alkoholkonsum ist das Carbohydrat-defiziente Transferrin (CDT), was durch seine weite Verbreitung in den Privat- und Kliniklaboratorien und Praktikabilität vielerorts verwendet wird und mit 27,98€ (1xGOÄ; Ziffer 4062 [VIII]) relativ preisgünstig ist. Das CDT ist eine bei Alkoholikern auftretende strukturelle Variante des Enzyms Transferrin mit einer verminderten Anzahl von Kohlenhydratseitenketten. CDT besitzt eine Sensitivität von 69-91% und zählt somit zu den empfindlicheren Verfahren. Verschiedene Studien haben jedoch gezeigt, dass die Anwendung bei Patienten (insbesondere Frauen) mit einer Leberzirrhose aufgrund des veränderten Lebermetabolismus weniger sensitiv und spezifisch ist. CDT eignet sich dagegen gut als Verlaufsparameter nach erfolgter Transplantation, da es weniger bei einer akuten Alkoholisierung, sondern vielmehr nach einer konstanten Alkoholisierung von 1-3 Wochen mit mindestens 60g Alkohol pro Tag nach 2-4 Wochen erhöht ist.[7,41]

Ethyl-Glukuronid (EtG)

Ein weiterer neuer Laborparameter für rezenten Alkoholkonsum, der in den 90er Jahren entdeckt und populär wurde, ist das Ethyl-Glukuronid, ein Stoffwechselprodukt des Alkohols (siehe Kapitel 1.3:

[VIII] GOÄ 2008

Alkohol im Körper).

Vom eingenommenen Alkohol werden ca. 0,1-0,5% glukuronidiert und dann über die Nieren in den Urin ausgeschieden. Mit der EtG-Bestimmung kann ein rezenter Alkoholkonsum je nach Menge des aufgenommenen Alkohols bis zu 2-3 Tagen im Urin nachgewiesen werden, selbst wenn kein Ethanol mehr im Blut nachweisbar ist.[24] Aktuell wurde diese Methode im Universitätsklinikum Essen mit einer ähnlichen Patientenklientel wie für die vorliegende Studie klinisch getestet. [24]

1.5 Methanol und die Alkoholbegleitstoff-Analyse

Die Alkoholbegleitstoff-Analyse ist ein seit 80er Jahren des vergangenen Jahrhunderts in der Rechtsmedizin etabliertes und hauptsächlich für Nachtrunkbehauptungen im Straßenverkehr angewandtes Verfahren, bei welchem Blutproben auf Konzentrationen von Ethanol, anderen Alkoholen und Begleitstoffen wie z.B. Methanol, Propanol-2 und Aceton untersucht werden.[30,31] Schon 1989 bezeugten ihr Roine *et al.* die Tauglichkeit als Laborparameter für Alkoholismus.[78] Neben dem Serum kann auch Urin als Untersuchungsmaterial für die Methanolbestimmung dienen.[4,5]

1.5.1 Methanolkinetik

Methanol ist ein Begleitalkohol und regelmäßiger Bestandteil nahezu aller alkoholhaltigen Getränke mit unterschiedlichen Konzentrationen. Es gibt methanolarme Getränke (30-300 mg/l: Bier, Wodka, Wein) und solche mit einem höheren Methanolgehalt (1000-6000 mg/l: Weinbrand/Cognac, Whisk(e)y, Obstbranntweine). Bei diesen resultiert der höhere Methanolgehalt nicht aus der Alkoholgärung, sondern aus einer zusätzlichen Freisetzung von Methanol aus den pektinhaltigen pflanzlichen Grundsubstraten wie z.B. dem Obst beim Obstbranntwein.

Methanol wird in niedriger Konzentration auch endogen vom Körper erzeugt. Die normale endogene Serum-Methanol-Konzentration (SMK) ohne externe Beeinflussung durch die Einnahme alkoholhaltiger Getränke oder pektinhaltiger Früchte beträgt durchschnittlich 0,95 ± 0,45 mg/l.

Ab einer Blut-Ethanol-Konzentration (BAK) von 0,2-0,5 ‰ wird Methanol aufgrund der kompetitiven Hemmung durch Ethanol nicht mehr an der katabolisierenden Alkohol-Dehydrogenase (ADH) umgesetzt und es kommt zur zeitlich versetzten Akkumulation im Blut (siehe Abb. 2).

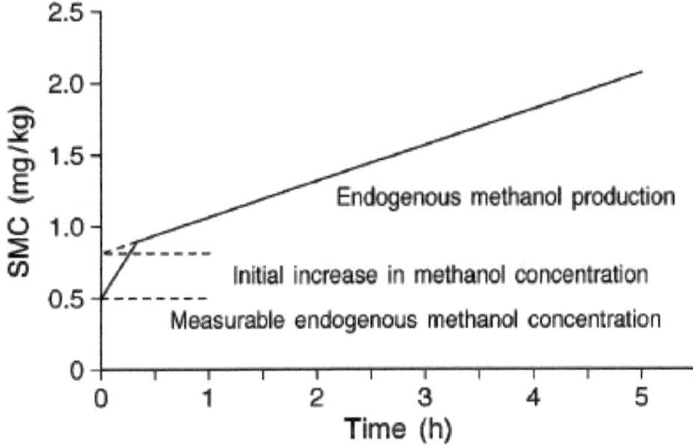

Abb. 2: Biphasischer Anstieg der Methanolkonzentration nach Blockade der Alkoholoxidation an der ADH durch Ethanol (theoretisches Modell)[39]

Gilg und Soyka beschrieben die Abbaukinetik folgendermaßen: Die Elimination von Methanol im Körper entspricht einer Michaelis-Menten-Kinetik (vgl. Enzymsättigung) mit einer mittleren Halbwertszeit von etwa 2,4 ± 0,5 h (min. 1,58 - max. 3,46h). Bei Ausgangswerten von bis zu 30 mg/l SMK beträgt die durchschnittliche stündliche Abbaurate von Methanol ca. 4 mg/l/h.[32]

Abb. 3 zeigt modellhaft, wie die Elimination von Methanol zeitlich versetzt erst beginnt, wenn das Ethanol von der ADH bis ca. 0,2 ‰ abgebaut worden ist.

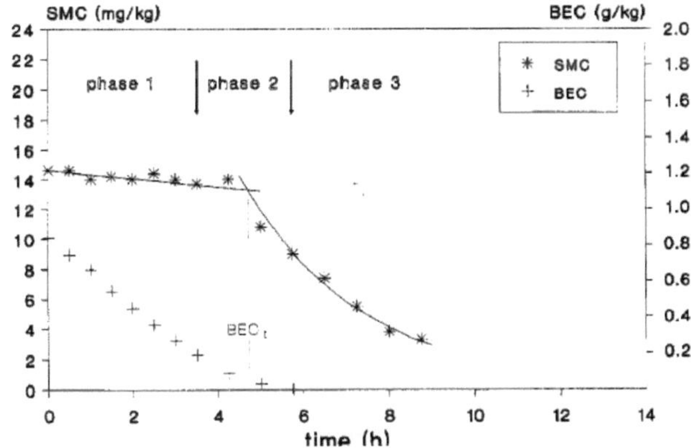

Abb. 3: zeitlich versetzte Elimination von Methanol (SMC) im Verhältnis zu Ethanol (BEC) aus Lit.[38]

Somit wird verständlich, dass Methanol auch eine längere Zeit nach dem Alkoholkonsum (bis ca. 48 Stunden) im Blut nachweisbar ist. Die Informationen, die man mit einer Alkoholbegleitstoff-Analyse erhält, gehen über den einfachen Nachweis eines Alkoholkonsums hinaus: Je nach Alkoholisierungsdauer und der Konzentration der einzelnen Alkoholbegleitstoffe im Blut (auch im Verlauf bestimmbar) können Rückschlüsse auf den Zeitpunkt der Alkoholisierung und die Art des eingenommenen Alkohols gezogen werden.[IX]

Beispiel 1:

Bei einer Person, die zuvor Alkohol konsumiert hat, wird eine Blutprobe entnommen. Sie hat eine BAK von 1 ‰ und eine SMK von 10 mg/l. Dies lässt den Rückschluss zu, dass die Person Alkohol konsumiert hat, da Methanol und Ethanol positiv sind. Aus der gegebenen SMK von 10 mg/l lässt sich zudem schließen, dass es sich um einen chronischen Alkoholkonsum handelt, da eine SMK von 10 mg/l nicht durch eine einmalige, selbst wenn intensive, Alkoholaufnahme erreicht werden kann, wenn methanolreiche Getränke bei Entstehung der Alkohlisierung keine vordergründige Rolle spielten.

Beispiel 2:

Ein Patient hat keine messbare BAK, aber eine SMK von 3,0 mg/l. Trotz des fehlenden Nachweises von Ethanol im Serum kann darauf geschlossen werden, dass ein Alkoholkonsum innerhalb der letzten 48h stattgefunden hat, da ein Methanolspiegel oberhalb der endogen produzierbaren Konzentration (normale endogene SMK: 0,95 ± 0,45 mg/l) vorliegt, der auch mit diätetischen Maßnahmen (pektinhaltige Früchte) nicht hätte erreicht werden können (max. um den Faktor 2 erhöhte endogene SMK).

Beispiel 3:

Ein Patient hat eine nicht messbare BAK und eine SMK von 1,7 mg/l. Wenn in der Anamnese ein erheblicher Konsum von Früchten und Obstsäften ausgeschlossen wurde, weist dies deutlich darauf hin, dass der Patient Alkohol konsumiert hat, welcher die SMK auf 1,7 mg/l hat ansteigen lassen.

[IX] Gesamtes Kapitel: [30,31,37,40,43]

Die Alkoholbegleitstoff-Analyse mit dem Methanoltest besitzt laut Gilg und Soyka (1997) eine diagnostische Sensitivität von 80% und eine hohe Spezifität für einen rezenten Alkoholkonsum. Sie gehört damit zu den derzeit aussagekräftigsten Indikatoren für einen rezenten, bis zu 48 Stunden zurückliegenden Alkoholkonsum.[32]
Ein weiterer praktischer Vorteil der Alkoholbegleitstoff-Analyse mit der Bestimmung von Methanol liegt darin, dass Methanol kein direktes Gärungsprodukt ist, also nicht durch die Alkoholgärung beeinflusst wird. Somit ist auch nach monatelanger Lagerung der Blutprobe im Kühlschrank eine Verwertung und Untersuchung möglich.[30,31]

1.5.2 Grenzwerte für den Methanoltest

Die Festlegung eines Grenzwertes der SMK für einen positiven Befund richtet sich nach der Frage, ob es sich um eine akute Aufnahme von Alkohol oder um einen chronischen Alkoholkonsum handelt.

Für die Frage nach einem chronischen Alkoholkonsum legen Gilg *et al.* (1997, 1999 & 2005)[30,31,32] den Grenzwert von 10 mg/l SMK als "positiv" fest. Selbst „mit den meisten alkoholischen Getränken [...], auch wenn eine BAK von 2 Promille überschritten wird, [sind] Methanolspiegel von 10 mg/kg nicht zu erreichen, außer bei Getränken mit einem Methanolgehalt von mehr als 1000 mg/l [Wein- und Tresterbrände, Cognac, Obstbranntweine etc.]".[48]

Die normale endogene Serum-Methanol-Konzentration (SMK) ohne externe Beeinflussung durch die Einnahme alkoholhaltiger Getränke oder pektinhaltiger Früchte beträgt durchschnittlich 0,95 ± 0,45 mg/l. Folglich sind alle höheren Konzentrationen nicht durch die endogene Produktion bedingt, sondern durch exogene Faktoren wie z.B. Alkoholkonsum herbeigeführt.[30,31,32] Neben Ethanol kann, wie bereits angemerkt, der Konsum von großen Mengen pektinhaltiger Früchte oder Obstsäfte die normale SMK um den Faktor 2 erhöhen.[57]

Wenn es um eine akute Alkoholaufnahme geht, sind die Grenzwerte daher entsprechend niedriger: Helander *et al.* (1997 & 2002)[42,43] sprechen von einer Nüchtern-SMK von 65 µmol/l (entspricht ca. 2 mg/l) SMK, Haffner *et al.* (1998)[37] von 0.37 ±0.126 mg/kg und Bilzer *et al.* (1990)[8] von durchschnittlich 0,92 mg/l.

Brinkmann *et al.* (2000)[12] nennen 0.5–1.0 mg/l als die Grenze, deren Überschreitung ein „starker Indikator für rezenten Alkoholkonsum" sei.[12] Gilg *et al.* (1987)[33] beschreiben „endogene Methanolspiegel [...] bei alkoholnüchternen Personen [...] zwischen 0,5 und 1 mg/l im Serum bzw. Blut, wobei Spiegel von 1 mg/l bis maximal 1,5 mg/l nicht überschritten werden." Sie fügen hinzu, dass „auch nach Aufnahme von bis zu 2 l Obstsäften unter Äthanolbelastung Methanolspiegel von allenfalls bis zu 1,5 mg/l resultierten."[33]

Daher wurde für diese Studie unter Berücksichtigung der Literatur und in Zusammenarbeit mit den Verantwortlichen der Untersuchungsstelle für Blutalkohol am Rechtsmedizinischen Institut der Universitätsklinik Mainz ein Drei-Stufen-Modell für einen positiven Laborbefund festgelegt:

1) Alle Ergebnisse bis zu einer SMK von 1,5 mg/l werden als nicht sicher verwertbar bezüglich eines akuten Alkoholkonsums eingestuft.

2) Zwischen 1,5 und 3 mg/l SMK besteht ein deutlicher Hinweis, dass Alkohol konsumiert wurde. Der Methanoltest wird dann als positiv gewertet, wenn anamnestisch andere Faktoren für einen erhöhten Methanolspiegel, insbesondere ein starker Obst- und Fruchtsaftkonsum, ausgeschlossen wurden.

3) Ab 3 mg/l SMK ist der Methanoltest positiv und von einer zurückliegenden Alkoholaufnahme auszugehen.

2 Ziel der Untersuchung

Mit dieser Studie soll aufgezeigt werden, inwieweit der Methanoltest als Bestandteil der Alkoholbegleitstoff-Analyse für die Überprüfung des Abstinenzverhaltens von Patienten mit alkoholtoxischer Leberzirrhose auf der Warteliste vor Transplantation besser geeignet ist als der bisher angewandte Standard. Ausgangsfrage ist also: Ist die Methanolbestimmung zuverlässiger in der Erkennung von Rückfällen als die Selbstauskunft und der direkte Nachweis von Ethanol im Blut der Patienten?

In der Praxis ist ferner zu untersuchen: Unter welchen Bedingungen erzielt die Alkoholbegleitstoff-Analyse für den Einsatz bei dieser speziellen Patientenklientel die sichersten Aussagen?

3 MATERIAL UND METHODEN

Die Alkoholbegleitstoff-Analyse ist ein vorwiegend in der Rechtsmedizin verwendetes und etabliertes gaschromatographisches Verfahren, welches zuerst von Machata *et al.* im Jahre 1967 beschrieben wurde.[60]

In dieser Studie wurden die Blutproben nach einem Head-Space-Verfahren von Bonte, modifiziert nach Wolf, Urban und Weller[92,93] auf flüchtige Getränkebestandteile neben Ethanol untersucht. Dieses Verfahren umfasste eine hochempfindliche und hochauflösende Kapillar-Gaschromatographie mit FID nach einem modifizierten Head-Space-Verfahren unter Salzzusatz zur Erhöhung des Dampfdrucks der schwerer flüchtigen Substanzen.

Alle medizinisch-biologischen Labor-Parameter der Patienten wurden im Zentral-Kliniklabor der Universitätsklinik Mainz bestimmt. Für die Befragung zum Alkoholkonsum der Patienten wurde der von der Bundesärztekammer empfohlene Fragebogen AUDIT in der Kurzform (AUDIT-C) verwendet (siehe Abb. 4).[20] Der AUDIT weist eine Sensitivität zwischen 0,33 und 0,97 auf. Die Spezifität variiert zwischen 0,74 und 0,97.[75,76,77]

Für die statistische Auswertung wurde das Programm „SPSS" in den Versionen 12 und 15 verwendet. Als statistische Methoden dienten der McNemar-Test für verbundene Stichproben und das Kappa-Maß der Konkordanz.

AUDIT-C-Screening-Test

- *Wie oft trinken Sie Alkohol?*

Nie	0
Einmal im Monat oder seltener	1
Zwei- bis viermal im Monat	2
Zwei- bis dreimal die Woche	3
Viermal die Woche oder öfter	4

- *Wenn Sie Alkohol trinken, wie viele Gläser trinken Sie dann üblicherweise an einem Tag? (ein Glas entspricht 0,33 L Bier, 0,25 L Wein/Sekt, 0,02 L Spirituosen.)*

1 bis 2 Gläser pro Tag	0
3 bis 4 Gläser pro Tag	1
5 bis 6 Gläser pro Tag	2
7 bis 9 Gläser pro Tag	3
10 oder mehr Gläser pro Tag	4

- *Wie oft trinken Sie sechs oder mehr Gläser alkoholischer Getränke bei einer Gelegenheit (zum Beispiel beim Abendessen, auf einer Party)? (ein Glas entspricht 0,33 L Bier, 0,25 L Wein/Sekt, 0,02 L Spirituosen.)*

Nie	0
Seltener als einmal im Monat	1
Jeden Monat	2
Jede Woche	3
Jeden Tag oder fast jeden Tag	4

Bei einem Gesamtpunktwert von 4 und mehr bei Männern und 3 und mehr bei Frauen ist der Test positiv im Sinn eines erhöhten Risikos für alkoholbezogene Störungen (riskanter, schädlicher oder abhängiger Alkoholkonsum) und spricht für die Notwendigkeit zu weiterem Handeln.

Abb. 4: AUDIT-C

3.1 Vorstudie

Inwieweit sich die Alkoholbegleitstoff-Analyse bei unserer Patientenklientel im klinischen Alltag eignet, wurde zuvor in einer anderen klinischen Studie der Universitätsklinik Mainz untersucht. Ergebnisse dieser Studie wurden bereits in zwei wissenschaftlichen Vorträgen vorgestellt und deren Rohdaten zur Verarbeitung in dieser Arbeit mit freundlicher Genehmigung der Studienleitung zur Verfügung gestellt.[35,36] Darin wurden im Verlauf von 2 Jahren 309 Patienten mit Alkoholismushintergrund in der Lebertransplantations-Sprechstunde der Universitätsklinik Mainz (Direktor: Prof. Dr. G. Otto) einer Alkoholbegleitstoff-Analyse unterzogen. Insgesamt wurden 594 Blutproben entnommen und neben den Routine-Laborparametern auf Ethanol, Methanol und andere Alkoholbegleitstoffe untersucht.

3.2 Hauptstudie

Die nun geschilderte Hauptstudie hat die Charakteristika einer prospektiven Felduntersuchung.

Ablauf und Details des Forschungsvorhabens

Es wurden 41 Patienten, die sich mit der Diagnose alkoholische Leberzirrhose zur Durchführung einer LTx in der Lebertransplantations-Sprechstunde der Universitätsklinik Mainz (Direktor: Prof. Dr. G. Otto) vorstellten, standardisiert untersucht.

Aufnahme-Untersuchung (Zeitpunkt: T0)

Die Untersuchung bei Erstvorstellung (ambulant oder stationär) umfasste die körperliche Untersuchung, die routinemäßig erhobenen Labortests sowie die Untersuchung von Ethanol und Alkoholbegleitstoffen (Methanol, Propanol-2, Aceton). Außerdem wurde ein diagnostisches psychosomatisches Interview mit psychometrischen Tests durchgeführt.
Jeder Patient wurde detailliert nach seinem Alkoholkonsum befragt: Mittels des Fragebogens AUDIT-C (siehe Abb. 4, S.28) wurden Datum und Dauer des letzten Alkoholkonsums erfasst sowie das qualitative und quantitative Trinkverhalten. Die Selbstauskunft vor dem Untersuchungszeitpunkt T0 war dann positiv, wenn Alkohol in den letzten 48 Stunden vor der Untersuchung getrunken wurde, da der Methanoltest nur diesen Zeitraum abdeckte.

Erste ambulante oder stationäre Wiedervorstellung (Zeitpunkt: T1)

Die nächste Vorstellung des Patienten erfolgte vor allem ambulant in der LTx-Sprechstunde, aber auch stationär. Dort wurde neben der körperlichen Untersuchung und den Routine-Labortests wiederum eine Untersuchung von Ethanol und Begleitstoffen (Methanol, Propanol2, Aceton) durchgeführt. In einer Kurzbefragung des Patienten wurde erhoben, ob in der Zwischenzeit Alkohol konsumiert wurde und wenn ja, wann. Ergänzend wurde hierzu der AUDIT-C-Fragebogen vom Patienten ausgefüllt.

Zweite unangekündigte ambulante Wiedervorstellung (Zeitpunkt: T2)

Bei allen Patienten wurde zu einem Zufallszeitpunkt eine kurzfristig einberufene Untersuchung von Ethanol und Begleitstoffen (Methanol, Propanol2, Aceton) sowie ein Kurzinterview durchgeführt. Dazu wurden die Patienten telefonisch innerhalb von Stunden bis zu maximal 1 Tag in die Ambulanz einbestellt.

Der Zufallszeitpunkt war dabei mindestens 4 Wochen nach T1. Wenn der Patient zwischenzeitlich stationär aufgenommen wurde, wurde der Termin T2 auf mindestens 4 Wochen nach dem Entlassungstermin verschoben. Ferner musste der Patient diesen Zeitraum in seiner normalen häuslichen Umgebung verbringen. Damit wurde zum Ausschluss falsch negativer Untersuchungsergebnisse sichergestellt, dass der Patient theoretisch die Möglichkeit zum häuslichen Alkoholkonsum gehabt hätte.

Durchführung der Studie

Das psychosomatische Erstgespräch und die psychologischen Testverfahren wurden durch die Internistin und Psychotherapeutin Dr. med. Gertrud Greif-Higer durchgeführt. Ihr oblag die Leitung des Projektes. Die Laboruntersuchungen wurden in der Untersuchungsstelle für Blutalkohol (stellv. Leiter: Dr. rer. nat. Thomas Kaufmann) am Institut für Rechtsmedizin der Johannes Gutenberg-Universität Mainz durchgeführt. Die Studienorganisation (deren praktische und logistische Umsetzung und Durchführung) erfolgte durch den Doktoranden.

Datenauswertung der Studie

Die abschließende Datenauswertung erfolgte durch den Doktoranden mit freundlicher Unterstützung von Frau Dr. rer. physiol. Anja Victor und Frau Dipl. math. Isabella Zwiener des medizinisch-biometrischen Instituts (IMBEI) der Universitätsklinik Mainz.

4 ERGEBNISSE

4.1 Statistik der Vorstudie

4.1.1 Vorstudienumfang und Patientenkollektiv

Das Patientenkollektiv der in Kap. 3.1 genannten Vorstudie[35,36] setzte sich zusammen aus 309 Patienten, bei denen unabhängig von ihrer Grundkrankheit eine Blutuntersuchung auf Alkohol und Alkoholbegleitstoffe in der Ambulanz erfolgte, weil Alkoholkonsum vermutet wurde. Der Zeitraum der Vorstudie begann im April 2004 und lief parallel zu dieser Arbeit weiter, es wurden Vorstudienergebnisse bis Juni 2007 berücksichtigt.

Untersuchungsanzahl je Patient

In der Vorstudie wurden insgesamt 594 Blutuntersuchungen an 309 Patienten durchgeführt. Tab. 3 zeigt die Anzahl der Untersuchungen je Patient.

Anz.d. Unters.	Patienten	Prozent
1	172	56
2	65	21
3	35	11
4	21	7
5	5	2
6	6	2
7	3	1
9	1	0
12	1	0
Gesamt	**309**	**100**

Tab. 3 Untersuchungen je Patient

Zuweiser je Untersuchung (siehe Abb. 5)

Den Großteil der durchgeführten Untersuchungen führte mit 375 von 594 Untersuchungen (63,1%) die LTx-Ambulanz durch, darauf folgten mit 108 (18,2%) die Stationen der 1. Medizinischen Klinik und anschließend die der Transplantationschirurgie mit 20 Untersuchungen (3,4%). Weitere 4 Untersuchungen wurden in der 1. Medizinischen Klinik ambulant durchgeführt, während 87 Untersuchungen (14,6%) von anderen Zuweisern stammten.

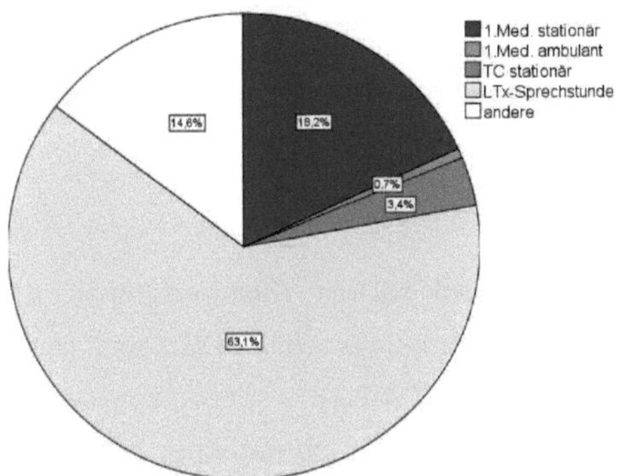

Abb. 5 Zuweiser

Das durchschnittliche Alter (siehe Abb. 6) aller untersuchten Patienten lag bei 52 Jahren (Minimum: 24 Jahre, Maximum: 76 Jahre):

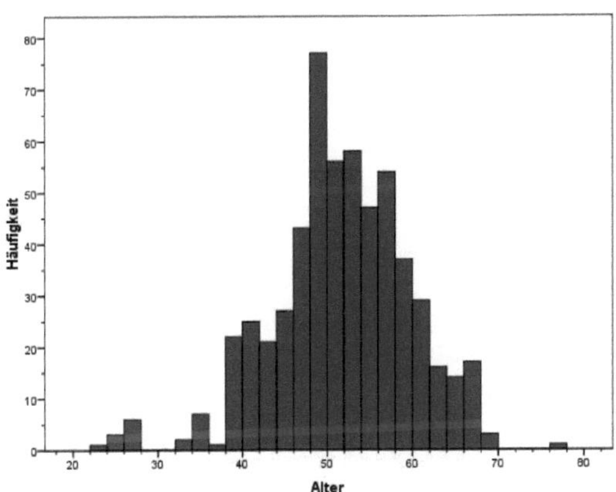

Abb. 6 Altersverteilung

204 Patienten waren männlich (2/3) und 103 weiblich (1/3).

4.1.2 Untersuchungen der Blutalkoholkonzentration

Alle 309 Patienten der Vorstudie wurden gleichzeitig auf Ethanol und andere Alkoholbegleitstoffe wie z.B. Methanol untersucht.

Ethanol

Ein Kriterium des sicheren Nachweises von Ethanol ist die Nachweisgrenze des Verfahrens. Darüber hinaus denkbare endogene Konzentrationen von Ethanol liegen jedoch deutlich unterhalb der Nachweisgrenze (siehe Kap. 1.4.2.2).

Als positiv eingestuft wurden daher alle Untersuchungsergebnisse mit einer messbaren Konzentration von Ethanol im Serum (Abb. 7: oberhalb der roten Linie). Von den 594 Ethanoluntersuchungen waren 22 Proben (3,7%) positiv. In

Abb. 8 erfolgte aus Übersichtsgründen die grafische Darstellung der ermittelten Ethanolwerte exponentiell mit dem Faktor 0,5.

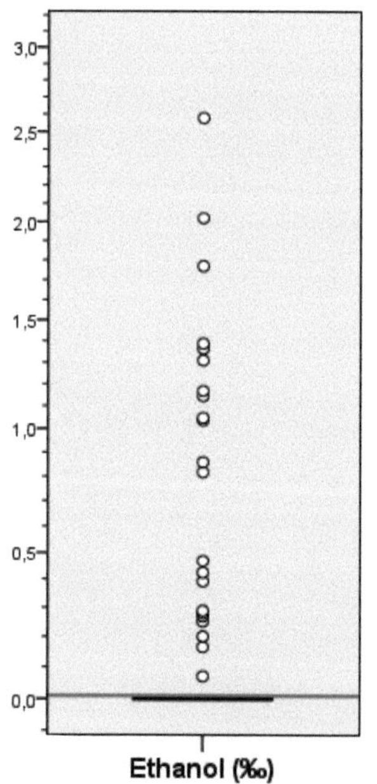

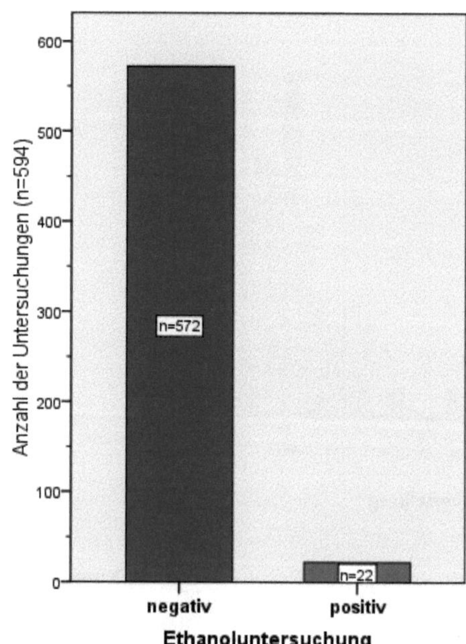

Abb. 7 (links) Ethanolkonzentration (BAK)

Abb. 8 (rechts)Ethanoluntersuchung

Die mediane Konzentration von Ethanol im Serum betrug 0,00 ‰ (Minimum: 0,00 ‰, Maximum: 2,58 ‰).

Methanol

Die Ergebnisse der Methanoluntersuchung wurden in drei Gruppen unterteilt:[X]

1) Alle Ergebnisse bis zu einer SMK von 1,5 mg/l werden als nicht sicher verwertbar bezüglich eines akuten Alkoholkonsums eingestuft.

2) Zwischen 1,5 und 3 mg/l SMK besteht ein deutlicher Hinweis, dass Alkohol konsumiert wurde. Der Methanoltest wird dann als positiv gewertet, wenn anamnestisch andere Faktoren für einen erhöhten Methanolspiegel, insbesondere ein starker Obst- und Fruchtsaftkonsum, ausgeschlossen wurden

3) Ab 3 mg/l SMK ist von einer zurückliegenden Alkoholaufnahme auszugehen.

Die mediane Konzentration von Methanol im Serum betrug 0,59 mg/l (Minimum 0 mg/d, Maximum: 177,135 mg/l) (siehe Abb. 9).

Der Methanoltest war bei 452 von 594 Untersuchungen (76,1%) negativ, bei 78 (13,1%) kritisch und bei 64 (10,8%) eindeutig positiv (Abb. 9, Abb. 10). Alle Patienten mit einer SMK zwischen 1,5 und 3 mg/l (Gruppe 2) in der Befragung verneinten diätetische Maßnahmen, welche die SMK beeinflussen konnten, wie z.B. einen exzessiven Obstkonsum. Daher ist aufgrund der Ergebnisse der Methanolbestimmung bei insgesamt 162 Patienten (23,9%) von einem Alkoholkonsum auszugehen.

[X] Vgl. Kap. 1.5.2: Grenzwerte für den Methanoltest

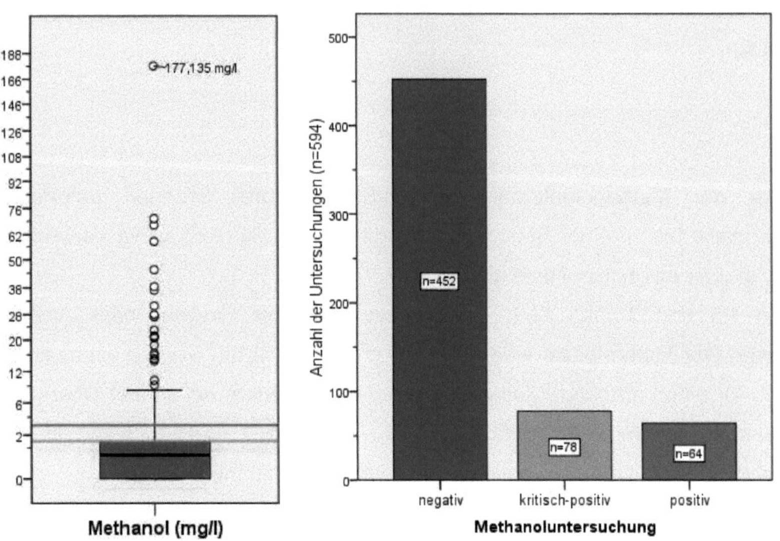

Abb. 9 (links) SMK – mit Grenzwerten der drei Gruppen als farbige Balken
Abb. 10 (rechts) Methanoluntersuchung – drei Gruppen (siehe S.36)

Unterteilt in die verschiedenen Untersuchungszeitpunkte (siehe Abb. 11) sind gemessenen SMK jeweils zu den früheren Untersuchungszeitpunkten zu finden.

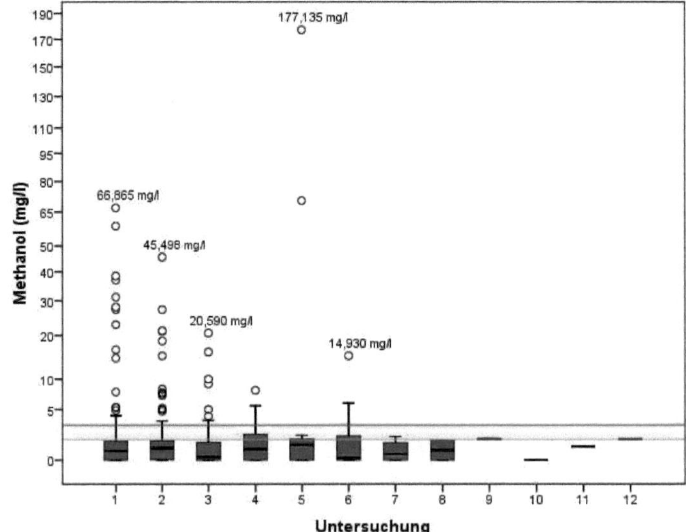

Abb. 11 SMK, unterteilt nach verschiedenen Untersuchungszeitpunkten

4.1.3 Vergleich der Ethanol- mit der Methanoluntersuchung

In Tab. 4 werden die Ergebnisse aller Ethanol- und Methanoluntersuchung gegenübergestellt. Der Ethanoltest (gelb hinterlegt) war bei 572 der 594 (96,3%) Stichproben negativ und in 22 Fällen (3,7%) positiv.

Der Methanoltest (blau hinterlegt) war bei den gleichen Patienten in 452 Fällen (76,1%) negativ und in 142 Fällen (23,9%) positiv.

			Methanoluntersuchung		Gesamt
			negativ	Positiv	
Ethanol-untersuchung	Negativ	Anzahl % von Ethanol % der Gesamtzahl	**451** 78,8% 75,9%	**121** 21,2% 20,4%	**572** 100,0% 96,3%
	Positiv	Anzahl % von Ethanol % der Gesamtzahl	**1** 4,5% 0,2%	**21** 95,5% 3,5%	**22** 100,0% 3,7%
Gesamt		Anzahl % von Ethanol % der Gesamtzahl	**452** 76,1% 76,1%	**142** 23,9% 23,9%	**594** 100,0% 100,0%

Tab. 4 Vergleich Ethanol- mit Methanoluntersuchung

Somit ließ der Methanoltest in 121 Fällen auf einen Alkoholkonsum schließen, der nicht (mehr) durch die Ethanoluntersuchung nachgewiesen werden konnte (rot hinterlegt).

Bei einem Kappa-Maß von 0,2 bestand zwischen den zwei Untersuchungsmethoden eine nicht wesentlich über den Zufall hinausgehende Übereinstimmung der Untersuchungsergebnisse.

Die Methanoluntersuchung wies bei mehr Blutalkoholuntersuchungen einen kürzer zurückliegenden Alkoholkonsum nach als die Ethanoluntersuchung (McNemar-Test: $p<0{,}001$).

Ein eventuell falsch-negatives Untersuchungsergebnis von Methanol (bei einer gleichzeitigen BAK von 1,14 ‰) ist entweder durch eine fehlerhafte Testdurchführung oder aber, was wahrscheinlicher ist, durch den zeitlich verzögerten Anstieg der SMK nach Ethanolkonsumierung zu erklären.

4.1.4 Analysen verschiedener Subgruppen

<u>**Patienten mit 3 Untersuchungen im Verlauf (n=67)**</u>

In der ersten Untersuchung betrug die mediane SMK 0,59 mg/l, in der zweiten 0,54 mg/l und in der dritten 0,16 mg/l. Die jeweiligen Maxima sind in der folgenden Grafik dargestellt.

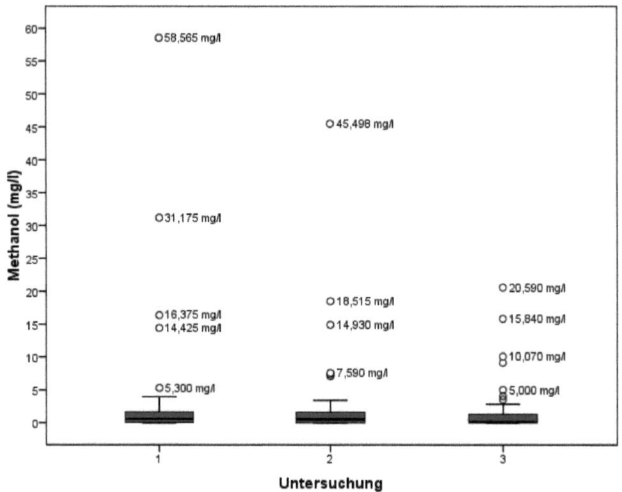

Abb. 12 SMK bei Patienten mit 3 Untersuchungen im Verlauf, unterteilt in Untersuchungen

Wie in den Abbildungen Abb. 13 und Abb. 14 zu sehen war der Methanoltest bei der ersten Untersuchung bei 19 von 67 (28%) Patienten positiv (davon 9 kritisch-positiv), bei der zweiten Untersuchung bei 18 (27%) (davon 9 kritisch-positiv) und bei der dritten Untersuchung bei 15 Patienten (22%) positiv (davon 8 kritisch-positiv).

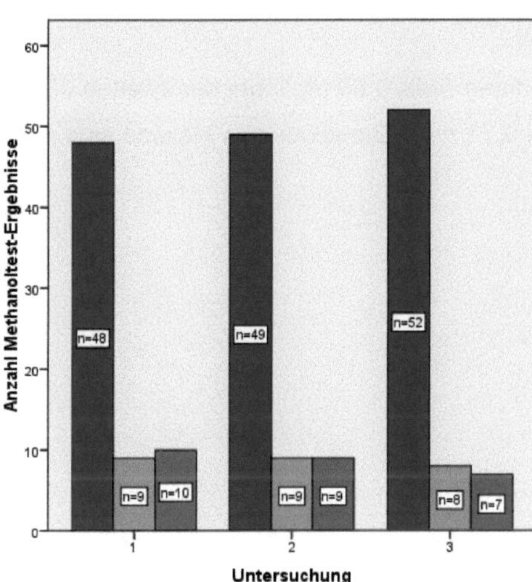

Abb. 13 Methanoltest – drei Gruppen (s. Seite 36)

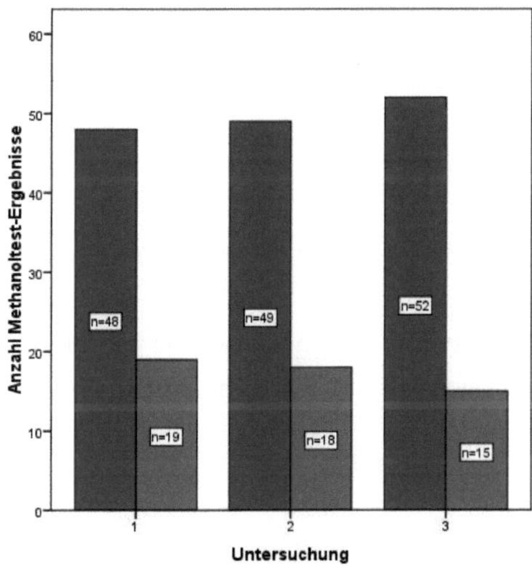

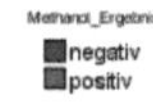

Abb. 14 Methanoltest – zwei Gruppen (kritisch und positiv aus Abb. 13 zusammengefasst in positiv)

Patienten mit 4 Untersuchungen im Verlauf (n=33)

Bei der ersten Untersuchung betrug die mediane SMK 0,65 mg/l, bei der zweiten 0,7 mg/l, bei der dritten 0,16 mg/l und bei der vierten 0,72 mg/l. Die jeweiligen Maxima sind in Abb. 15 ersichtlich.

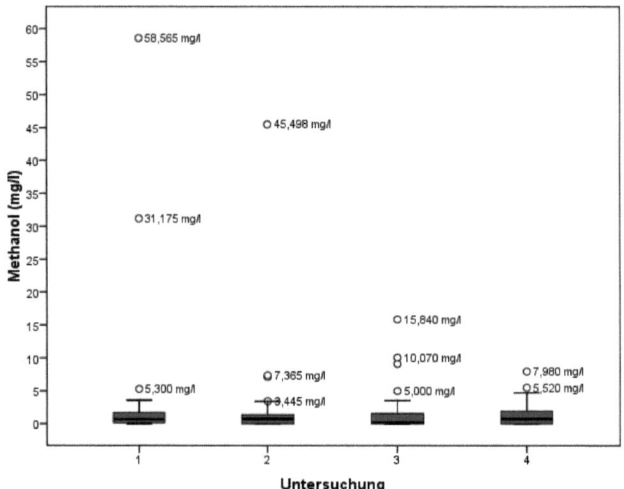

Abb. 15 SMK bei Patienten mit 4 Untersuchungen im Verlauf

Der Methanoltest war bei der ersten Untersuchung bei 10 von 33 (30%) Patienten positiv (davon 6 kritisch-positiv), bei der zweiten Untersuchung bei 8 (24%) (davon 3 kritisch-positiv), zur dritten Untersuchung bei 9 (27%) (davon 4 kritisch-positiv) und bei der vierten Untersuchung ebenfalls bei 9 (27%) (davon 4 kritisch-positiv) Patienten positiv.

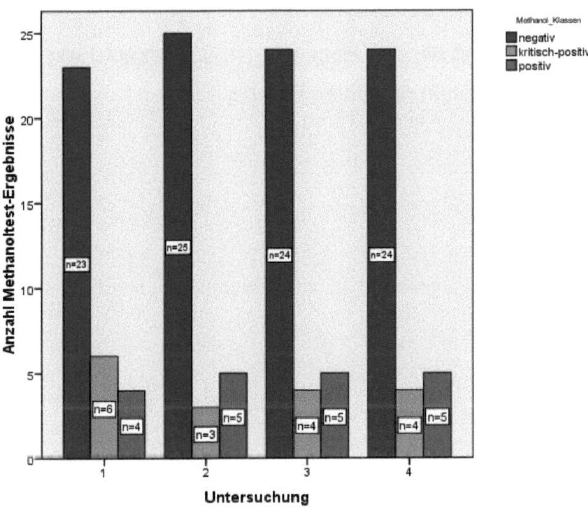

Abb. 16 Methanoltest – drei Gruppen (siehe S. 36)

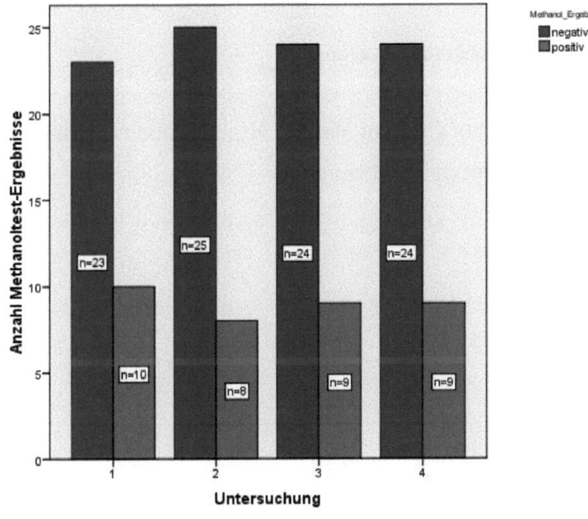

Abb. 17 Methanoltest – zwei Gruppen (kritisch und positiv aus Abb. 16 zusammengefasst in positiv)

Langzeitverlauf von 5 Patienten mit mehr als 7 Untersuchungen

Abb. 18 zeigt einen positiven Ethanolbefund bei den Patienten Nr. 95 (einfach) und Nr. 44 (zweifach). Alle anderen Patienten haben einen negativen Befund.

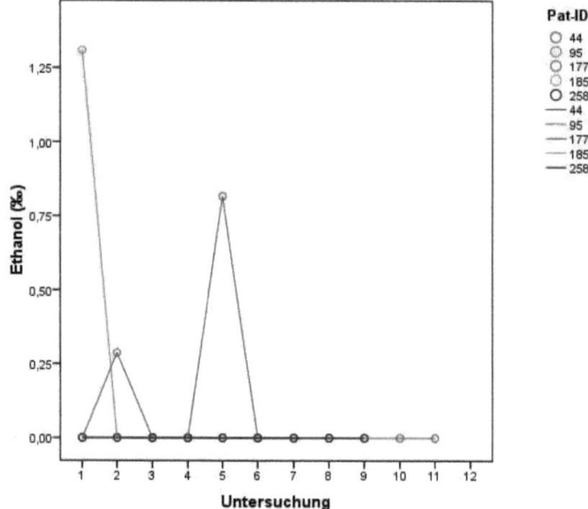

Abb. 18 BAK bei Langzeitpatienten – unterteilt nach Untersuchungen

Abb. 19 zeigt, dass alle 5 Langzeitpatienten (bis auf Patient Nr. 177 alle mehrfach) mit dem Methanoltest positiv auf Alkoholkonsum getestet wurden

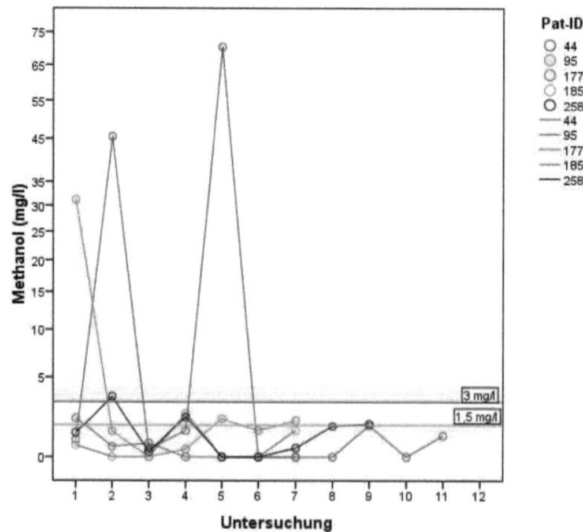

Abb. 19 SMK bei Langzeitpatienten – unterteilt nach Untersuchung (aus Übersichtsgründen exponentiell mit dem Faktor 0,5 dargestellt)

4.2 Statistik der Hauptstudie

Ausgehend von den vielversprechenden Ergebnissen der Vorstudie[35,36] begann die Hauptstudie im September 2005 und endete mit der letzten Untersuchung im Mai 2007.

4.2.1 Übersicht der Studiendaten

Im Anhang ist eine Tabelle mit den wichtigsten Studiendaten zu finden.

4.2.2 Beschreibung des Studienkollektivs

Das Patientenkollektiv dieser Studie setzte sich zusammen aus 41 Patienten mit einer alkoholtoxischen Leberzirrhose, die in dem oben genannten Zeitraum neu auf die Warteliste zur Lebertransplantation gesetzt worden waren. Davon waren 29 Probanden männlich und 12 weiblich.

Es lagen Ergebnisse von 41 Eingangsuntersuchungen (T0), 30 geplanten Routineuntersuchungen (T1) und 21 „Überraschungsuntersuchungen" (T2), zu welchen die Patienten unangekündigt in die Ambulanz zur Blutkontrolle bestellt worden waren vor.

Die Änderung des Patientenkollektivs im Verlauf ist folgendermaßen zu erklären: Es gab 20 Ausfälle aus der Studie, die sich zusammensetzen aus 9 transplantierten Probanden, 7 gestorbenen, 1 transplantierten und im Anschluss gestorbenen Patientin sowie 3 fehlenden Untersuchungen auf Grund mangelhafter Compliance (besonders Nichterscheinen zu Untersuchungsterminen).

Damit haben in dieser Studie 21 Patienten regulär alle drei Untersuchungstermine T0, T1 und T2 wahrgenommen.

Aufgrund der starken Schwankungen des Patientenkollektivs im Studienverlauf erscheint in der statistischen Auswertung die Gruppe der durchgängig teilnehmenden 21 Patienten mitunter gesondert vom Gesamtkollektiv, um eine bessere Verlaufsbeschreibung zu ermöglichen.

Alter

Das mediane Alter aller Probanden betrug 53,3 Jahre (Minimum: 41 Jahre, Maximum: 66 Jahre).

Grundkrankheit

Alle 41 Patienten der Studie hatten als Grundkrankheit eine alkoholtoxische Leberzirrhose. Abb. 20 zeigt die Verteilung der Einweisungsdiagnosen.

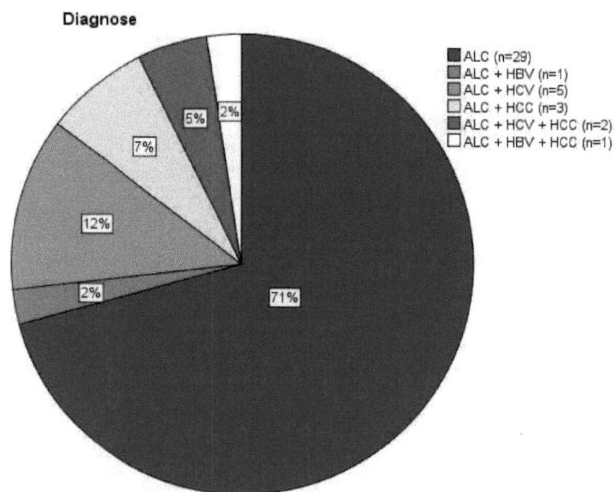

Abb. 20 Diagnosen

Der Schweregrad der Leberzirrhose wurde sowohl mit dem Child-Pugh-Score als auch mit dem neuen MELD-Score klassifiziert, anhand dessen die Transplantationsdringlichkeit auf der Warteliste bestimmt wird.

Zu allen Untersuchungen hatte über die Hälfte der Patienten einen durchschnittlichen Schweregrad Child B (Child-Pugh-Klassifikation siehe Tab. 5) und einen durchschnittlichen MELD-Score von 13 (MELD-Klassifikation siehe Abb. 21 und Abb. 22). Die restlichen Probanden tendierten zum Zeitpunkt T0 eher zu Child C, bei T1 und T2 sind sie gleichmäßig zwischen Child A und C verteilt.

ALLE PATIENTEN (n=41)	**Zeitpunkt T0**	**Zeitpunkt T1**	**Zeitpunkt T2**
Child A	6	7	7
Child B	20	15	9
Child C	15	8	5
Gesamt	41	30	21
DURCHGÄNGIGE PAT. (n=21)	**Zeitpunkt T0**	**Zeitpunkt T1**	**Zeitpunkt T2**
Child A	5	6	7
Child B	10	10	9
Child C	6	8	5
Gesamt	21	21	21

Tab. 5 Schweregrad der Leberzirrhose (Child-Pugh-Score)

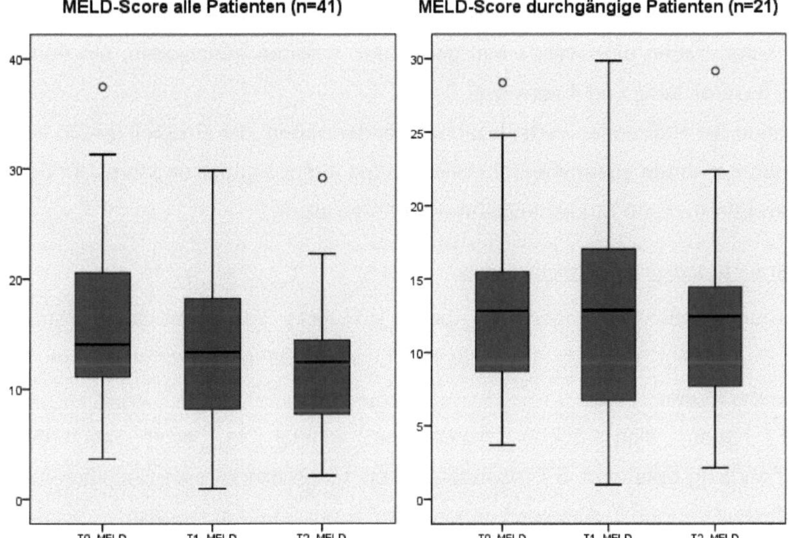

Abb. 21 (links) MELD-Score aller Patienten

Abb. 22 (rechts) MELD-Score der 21 durchgängig teilnehmenden Patienten

Bildungshintergrund

Der Bildungshintergrund aller Studienpatienten erwies sich als unterdurchschnittlich. Rund dreiviertel aller Probanden (n=31) hatten einen Hauptschulabschluss, die mittlere Reife erlangten 6, ein Fachabitur 3 Patienten. Ein Patient besaß gar keinen Schulabschluss.

Beruflicher und finanzieller Hintergrund

Zum Befragungszeitpunkt waren nur 5 Patienten beruflich tätig. Gearbeitet hatten die meisten Patienten (n=35) als Angestellte, davon 6 ohne Berufsausbildung und 2 als leitende Angestellte. 6 Patienten waren selbständig. Mehr als die Hälfte aller Probanden (n=26) gaben an, ihren Lebensunterhalt mit einer (Früh-) Rente / Pension zu bestreiten. Als weitere Unterhaltsquelle nannte ein Patient das Sozialamt, ein weiterer das Arbeitsamt, 5 Patienten bezogen finanzielle Hilfe von Freunden und Bekannten, und 3 Patienten führten „andere Einnahmequellen“ an.

Familienstand und Wohnsituation

Die meisten der Patienten waren zum Zeitpunkt der Aufnahme in die Studie verheiratet (n=24), 2 Patienten hatten ein zweites Mal geheiratet, 4 waren geschieden, ein Patient lebte getrennt, 6 waren ledig und 4 verwitwet.

Die Wohnsituation der Probanden verteilte sich folgendermaßen: der Großteil (n=28) lebte mit einem Lebensgefährten zusammen, 2 Patienten mit ihrem Partner und ihren Kindern, einer bei seinen Eltern, und 9 Studienteilnehmer wohnten allein.

Nähere Angaben zur Grundkrankheit Alkoholismus

Einige der Studienpatienten gaben an, bezüglich ihres Alkoholproblems familiär vorbelastet und -geprägt zu sein: 15 Patienten beschrieben ein Alkoholproblem des Vaters, 3 eines der Mutter.

9 Patienten hatten sich schon mindestens einmal in einer stationären Entgiftungsbehandlung befunden, 5 Probanden hatten schon einmal eine Suchtberatung, und 4 eine Selbsthilfegruppe in Anspruch genommen.

Tab. 6 zeigt einen Überblick über die zeitlichen Angaben der Patienten zu ihrer Alkoholkrankheit.

	Beginn Alkoholkonsum (Lebensjahr)	**Zwischenzeitl. Abstinenzzeit (Jahre)**	**Dauer Alkoholkonsum (Jahre)**
Mittelwert	26,32	1,12	24,99
Median	24	0	26
Schiefe	1,17	4,84	-0,17
Minimum	14	0	1
Maximum	58	17	45

Tab. 6 Zeitliche Angaben der Studienpatienten zu ihrer Alkoholkrankheit

Die meisten der Patienten hatten in einem durchschnittlichen Alter von 25 Jahren angefangen, regelmäßig Alkohol zu konsumieren. Mehr als die Hälfte (n=24) gab dabei einen durchgängigen Alkoholkonsum ohne zeitliche Pausen an. 17 Patienten hatten eine zwischenzeitliche Abstinenzzeit von 1 bis 17 Jahren. Die durchschnittliche Abstinenzzeit betrug 1,12 Jahre, die mittlere Dauer des Alkoholkonsums belief sich auf 25 Jahre.

4.2.3 Selbstauskunft zum Alkoholkonsum

Bei allen drei Untersuchungen gaben die Patienten zu ihrem Alkoholkonsum Auskunft. Zur Erstevaluation (T0) wurde das genaue Datum des letzten Alkoholkonsums erfragt, zu den weiteren Zeitpunkten (T1 und T2), ob Alkohol in der Zwischenzeit konsumiert wurde.

<u>Selbstauskunft vor dem Evaluationszeitpunkt T0</u>

Tab. 7 zeigt die Verteilung der Aussagen der Studienpatienten zum Zeitpunkt des letzten Alkoholkonsums. Die Selbstauskunft vor T0 wurde für den Methodenvergleich dann als positiv gewertet, wenn Alkohol in den letzten 48h vor der Untersuchung getrunken wurde, da der Methanoltest nur diesen Zeitraum abdeckt.

Letzter Alkoholkonsum vor T0	Häufigkeit (n)	Prozent (%)	Selbstauskunft (T0)
Innerhalb der letzten 48 h	0	0	positiv
In der letzten Woche	1	2	negativ
1 – 4 Wochen	3	7	negativ
1 – 3 Monate	1	2	negativ
3 – 6 Monate	4	10	negativ
6 – 12 Monate	13	32	negativ
> 1 Jahr	19	46	negativ
Gesamt	41	100	

Tab. 7 Letzter Alkoholkonsum vor T0

32 Probanden gaben an, Alkohol zuletzt vor über einem halben Jahr konsumiert zu haben, was der geforderten Abstinenzzeitspanne vor einer Transplantation entspricht („6-Monats-Regel“).

Weitere 9 Patienten hatten in dem vorangegangenen halben Jahr Alkohol konsumiert. Ein Patient gab einen Alkoholkonsum innerhalb einer Woche vor T0 an, jedoch erwähnte kein Patient einen Alkoholkonsum innerhalb der letzten 48 Stunden vor T0.

„Audit-C"- Score vor dem Evaluationszeitpunkt T0

Die quantifizierende Selbstauskunft der Patienten mittels „Audit-C" vor T0 (siehe Abb. 23) bezog sich auf den Alkoholkonsum in der Zeitspanne vor ihrer Abstinenz. Der Audit-C-Test ergab (erklärlicherweise) bei allen 41 Patienten ein positives Testergebnis (bei Männern > 4 Punkte; bei Frauen > 3 Punkte). Der mittlere Score lag bei über 8, der mediane Score bei 9.

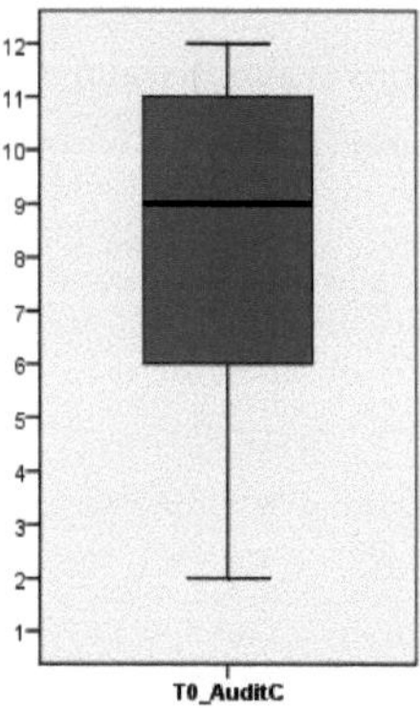

Abb. 23 Audit-C-Score vor T0

Selbstauskunft zur ersten Routinekontrolle nach Evaluation (T1)

Zur routinemäßigen Kontrolluntersuchung T1 (siehe Tab. 8) gaben 2 von insgesamt 30 Patienten einen zwischenzeitlichen Alkoholkonsum nach T0 an, ein Patient im Zeitraum des vorangegangen Monats (Audit-C-Score: 8), ein Patient im Zeitraum von einem viertel bis zu einem halben Jahr (Audit-C-Score: 5)

Letzter Alkoholkonsum	Häufigkeit (n)	Prozent (%)
Innerhalb der letzten 48h	0	0
In der letzten Woche	0	0
1 – 4 Wochen	1	3
1 – 3 Monate	0	0
3 – 6 Monate	1	3
Kein Alkoholkonsum	28	94
Gesamt	30	100

Tab. 8 Selbstauskunft zu T1

Selbstauskunft zur unangekündigten Kontrolluntersuchung (T2)

Bei der unangekündigten Kontrolle schilderte nur einer von 21 Patienten einen weniger als 48 Stunden zurückliegenden Alkoholkonsum (Audit-C-Score: 7). Alle übrigen Patienten gaben Abstinenz an (siehe Tab. 9).

Letzter Alkoholkonsum	Häufigkeit (n)	Prozent (%)
Innerhalb der letzten 48h	1	5
In der letzten Woche	0	0
1 – 4 Wochen	0	0
1 – 3 Monate	0	0
3 – 6 Monate	0	0
Kein Alkoholkonsum	20	95
Gesamt	21	100

Tab. 9 Selbstauskunft zu T2

Bei den 21 Patienten, die durchgängig an der Studie beteiligt waren, war die Selbstauskunft zu T0 immer negativ, zu T1 war sie zweimal positiv und zu T2 einmal positiv – alle positiven Selbstauskünfte kamen also von diesen Patienten.

4.2.4 Ergebnisse der Blutalkoholuntersuchung

Bei allen Probanden wurde zu allen Untersuchungszeitpunkten (T0 bis T2) eine Blutalkohol- und Alkoholbegleitstoff-Analyse vorgenommen. Als positiv eingestuft wurde ein Untersuchungsergebnis bei einer messbaren Konzentration von Ethanol im Serum.

Die Ergebnisse der Methanoluntersuchung wurden in drei Gruppen unterteilt[XI]:

1) Alle Ergebnisse bis zu einer SMK von 1,5 mg/l werden als nicht sicher verwertbar bezüglich eines akuten Alkoholkonsums eingestuft.

2) Zwischen 1,5 und 3 mg/l SMK besteht ein deutlicher Hinweis, dass Alkohol konsumiert wurde. Der Methanoltest wird dann als positiv gewertet, wenn anamnestisch andere Faktoren für einen erhöhten Methanolspiegel, insbesondere ein starker Obst- und Fruchtsaftkonsum, ausgeschlossen wurden

3) Ab 3 mg/l SMK ist der Methanoltest ist von einer zurückliegenden Alkoholaufnahme auszugehen.

<u>Ethanoluntersuchung</u>

Bei den insgesamt 92 Ethanol-Untersuchungen gab es zum Untersuchungszeitpunkt T0 3 positive Testergebnisse, erfolgte also ein direkter Nachweis von Ethyl-Alkohol im Blut mit 0,28 ‰, 0,42 ‰ oder mit 1,36 ‰ (siehe Tab. 10 und Abb. 24). Zu den anderen Zeitpunkten T1 und T2 waren alle Untersuchungsergebnisse negativ.

alle Pat.	T0	T1	T2
Ethanoltest negativ	38 (93%)	30 (100%)	21 (100%)
Ethanoltest positiv	3 (7%)	0 (0%)	0 (0%)
Gesamt	41 (100%)	30 (100%)	21 (100%)

Tab. 10 Ethanoltest alle Patienten

Bei den 21 an allen Untersuchung teilnehmenden Patienten waren zwei Ethanoltests zu T0 positiv. Zu den anderen Zeitpunkten T1 und T2 waren alle Untersuchungsergebnisse negativ (siehe Tab. 11 und Abb. 25).

durchgängige Pat.	T0	T1	T2
Ethanoltest negativ	19 (91%)	21 (100%)	21 (100%)
Ethanoltest positiv	2 (9%)	0 (0%)	0 (0%)
Gesamt	21 (100%)	21 (100%)	21 (100%)

Tab. 11 Ethanoltest bei den 21 durchgängig teilnehmenden Patienten

[XI] Vgl. Kap. 1.5.2: Grenzwerte für den Methanoltest

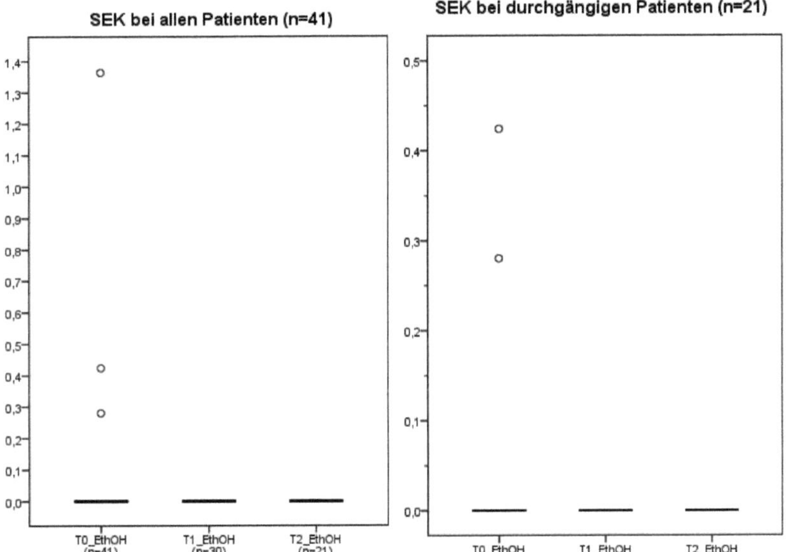

Abb. 24 (links) BAK bei allen Patienten von T0 bis T2

Abb. 25 (rechts) BAK bei den 21 durchgängig teilnehmenden Patienten von T0 bis T2

Methanoluntersuchung

Die Untersuchung der SMK ergab folgende Ergebnisse: Bei der Eingangsuntersuchung (T0) ergab die SMK-Messung eine mediane Konzentration von 0,78 mg/l (Min.: 0 mg/l, Max.: 28 mg/l), zur Routineuntersuchung (T1) eine mediane Konzentration von 0,87 mg/l (Min.: 0 mg/l, Max.: 5 mg/l) und zur „Überraschungs"-Untersuchung (T2) eine mediane Konzentration von 1,57 mg/l (Min.: 0 mg/l, Max.:177 mg/l) (siehe Abb. 26).

Bei den 21 durchgängig teilnehmenden Patienten (siehe Abb. 27) betrug die SMK zu T0 0,26 mg/l (Min.:0 mg/l, Max.: 16,4 mg/l), zu T1 0,89 mg/l (Min.: 0 mg/l, Max.: 5 mg/l) und zu T2 1,57 mg/l (Min.: 0 mg/l, Max.: 177 mg/l).

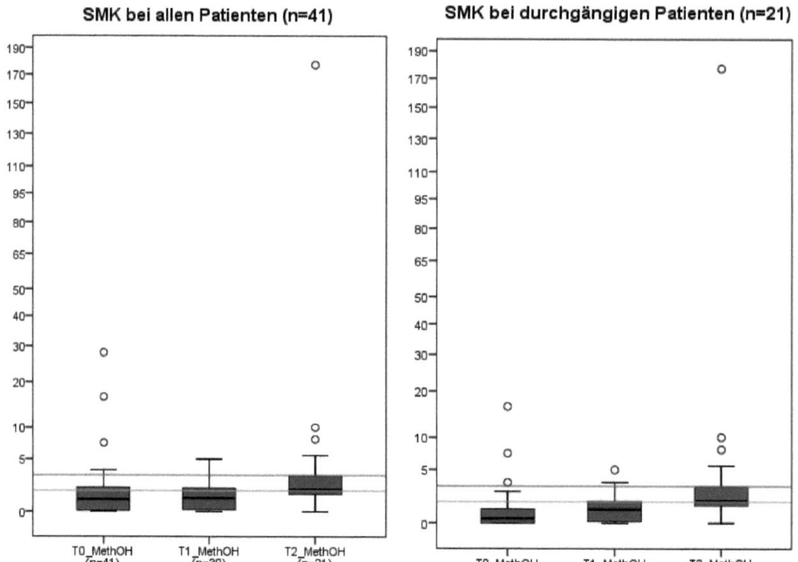

Abb. 26 (links) SMK allen Patienten von T0 bis T2

Abb. 27 (rechts) SMK bei den 21 durchgängig teilnehmenden Patienten von T0 bis T2

Nach den Untersuchungszeitpunkten aufgeschlüsselt verteilen sich alle Testergebnisse folgendermaßen (siehe Tab. 12):

Zu T0 gab es 29 (70%) negative und 12 (30%) positive (davon 5 kritisch-positive und 7 eindeutig-positive) Testergebnisse.

Zu T1 gab es 21 (70%) negative und 9 (30%) positive (davon 5 kritisch-positive) Resultate.

Zu T2 ergab das Screening 10 (48%) negative und 11 (52%) positive (davon 6 kritisch-positive) Ergebnisse.

Zählt man die Untersuchungszeitpunkte T0, T1 und T2 zusammen, so war der Methanoltest bei 32 von 92 Untersuchungen (35%) positiv.

	T0	T1	T2
Methanoltest negativ	29 (70%)	21 (70%)	10 (48%)
Methanoltest positiv	12 (30%)	9 (30%)	11 (52%)
Gesamt	41 (100%)	30 (100%)	21 (100%)

Tab. 12 Methanoltest bei allen Patienten von T0 bis T2

Bei genauerer Betrachtung der 21 durchgängig teilnehmenden Patienten fällt auf, dass der Methanoltest bei den ersten zwei Untersuchungen öfter negativ ist als zu der „Überraschungsuntersuchung“ T2 (siehe Tab. 13).

Die 21 durchgängig teilnehmenden Patienten zeigen im Verlauf folgende Ergebnisse:
Zu T0 gab es 16 (76%) negative und 5 (24%) positive (davon 2 kritisch-positive) Testergebnisse.
Zu T1 gab es 15 (71%) negative und 6 (29%) positive (davon 4 kritisch-positive) Resultate.
Zu T2 ergab das Screening 10 (48%) negative und 11 (52%) positive (davon 6 kritisch-positive) Ergebnisse.
Diese Verlaufsergebnisse zeigen, dass zur unangekündigten Untersuchung T2 positive Test-Ergebnisse häufiger und die gemessenen Methanol-Konzentrationen höher waren als bei den Routine-Untersuchungen zu T0 und T1.

	T0	T1	T2
Methanol negativ	16 (76%)	15 (71%)	10 (48%)
Methanol positiv	5 (24%)	6 (29%)	11 (52%)
Gesamt	21 (100%)	21 (100%)	21 (100%)

Tab. 13 Methanoltest bei den 21 durchgängig teilnehmenden Patienten von T0 bis T2

4.2.5 Vergleich der Ethanol- mit der Methanoluntersuchung

Alle Patienten und Untersuchungen

Während aller Untersuchungszeitpunkte wurden insgesamt 92 Blutproben auf Alkohol und Alkoholbegleitstoffe untersucht (siehe Tab. 14).

Der Ethanoltest war bei 89 der 92 (97%) Blutproben negativ und in 3 Fällen (3%) positiv - jeweils zu T0 .

Der Methanoltest fiel bei den gleichen Patienten in 60 Fällen (2/3) negativ und in 32 Fällen (1/3) positiv aus.

Der Methanoltest wies in 29 Fällen (1/3) einen Alkoholkonsum nach, der nicht (mehr) durch die Ethanoluntersuchung nachgewiesen werden konnte.

Bei einem Kappa-Maß von 0,12 bestand zwischen den zwei Untersuchungsmethoden eine nicht wesentlich über den Zufall hinausgehende Übereinstimmung der Untersuchungsergebnisse.

Die Methanoluntersuchung wies bei mehr Blutalkoholuntersuchungen einen kürzer zurückliegenden Alkoholkonsum nach als die Ethanoluntersuchung (McNemar-Test: $p<0{,}001$).

			Methanoluntersuchung alle		**Gesamt**
			Negativ	**Positiv**	
Ethanol-Untersuchung alle	**negativ**	Anzahl % von Ethanol % der Gesamtzahl	**60** 67% 65%	**29** 33% 32%	**89** 100,0% 97%
	positiv	Anzahl % von Ethanol % der Gesamtzahl	**0** 0% 0%	**3** 100% 3%	**3** 100% 3%
Gesamt		Anzahl % von Ethanol % der Gesamtzahl	**60** 65% 65%	**32** 35% 35%	**92** 100% 100%

Tab. 14 Vergleich der Ethanol- mit der Methanoluntersuchung aller Patienten

4.2.6 Vergleich der Ethanol- mit der Methanoluntersuchung im Verlauf

Um die Unterschiede zwischen den einzelnen Untersuchungszeitpunkten darstellen zu können, erfolgt der Vergleich der zwei Methoden anhand der durchgängig teilnehmenden 21 Patienten. So beeinflusst und verfälscht die Schwankung im Studienkollektiv nicht die Testergebnisse.

<u>T0 bei den 21 durchgängig teilnehmenden Patienten</u>

Zu T0 weist der Ethanoltest bei 2 Patienten einen Alkoholkonsum nach, der Methanoltest dagegen 5. Die zwei positiven Ethanoltestergebnisse werden durch den Methanoltest bestätigt (siehe Tab. 15).

Bei einem Kappa-Maß von 0,5 bestand zwischen den zwei Untersuchungsmethoden eine nicht wesentlich über den Zufall hinausgehende Übereinstimmung der Untersuchungsergebnisse.

Die Methanoluntersuchung wies bei mehr Blutalkoholuntersuchungen einen kürzer zurückliegenden Alkoholkonsum nach als die Ethanoluntersuchung (McNemar-Test: p=0,25).

			Methanoluntersuchung T0		**Gesamt**
			Negativ	**Positiv**	
Ethanol-Untersuchung T0	**negativ**	Anzahl % von Ethanol % der Gesamtzahl	**16** 84% 76%	**3** 16% 14%	**19** 100% 90%
	positiv	Anzahl % von Ethanol % der Gesamtzahl	**0** 0% 0%	**2** 100% 9%	**2** 100% 9%
Gesamt		Anzahl % von Ethanol % der Gesamtzahl	**16** 76% 76%	**5** 24% 24%	**21** 100% 100%

Tab. 15 Methanoltest zu T0 bei den 21 durchgängig teilnehmenden Patienten

<u>T1 bei den 21 durchgängig teilnehmenden Patienten</u>

Ein Vergleich zwischen den beiden Methoden zu T1 ist nicht möglich, da es keine positiven Ethanol-Testergebnisse gab. Der Methanoltest war zu T1 bei 6 Patienten positiv (siehe Tab. 16).

			Methanoluntersuchung T1		Gesamt
			Negativ	positiv	
Ethanol-Untersuchung T1	negativ	Anzahl % von Ethanol & ges.	15 71%	6 29%	21 100%
	positiv	Anzahl	0	0	0

Tab. 16 Methanoltest zu T1 bei den 21 durchgängig teilnehmenden Patienten

<u>T2 bei den 21 durchgängig teilnehmenden Patienten</u>

Ein Vergleich zwischen den beiden Methoden zu T2 ist ebenfalls nicht möglich, da es wiederum keine positiven Ethanol-Testergebnisse gab. Der Methanoltest war zu T2 bei 11 Patienten positiv (siehe Tab. 17).

			Methanoluntersuchung T2		Gesamt
			Negativ	positiv	
Ethanol-Untersuchung T2	negativ	Anzahl % von Ethanol & ges.	10 48%	11 52%	21 100%
	positiv	Anzahl	0	0	0

Tab. 17 Methanoltest zu T2 bei den 21 durchgängig teilnehmenden Patienten

4.2.7 Vergleich der Selbstauskunft mit der Methanoluntersuchung

Alle Patienten und Untersuchungen

Die Selbstauskunft war bei 89 von 92 (97%) Aussagen (siehe Tab. 18) negativ und in 3 Fällen (3%) positiv – davon zwei zu T0 und eine zu T2.

Gleichzeitig war der Methanoltest in 60 Fällen (2/3) negativ und in 32 Fällen (1/3) positiv.

Der Methanoltest war bei demjenigen Patienten positiv, bei welchem auch die Selbstauskunft positiv war. Die Selbstauskunft war bei 2 Patienten positiv, bei denen der Methanoltest negativ war.

Der Methanoltest wies bei 31 Patienten (1/3) einen Alkoholkonsum nach, der nicht durch die Selbstauskunft erkannt worden war.

Bei einem Kappa-Maß von -0,003 bestand zwischen den zwei Untersuchungsmethoden eine nicht wesentlich über den Zufall hinausgehende Übereinstimmung der Untersuchungsergebnisse.

Die Methanoluntersuchung wies bei mehr Blutalkoholuntersuchungen einen kürzer zurückliegenden Alkoholkonsum nach als die Selbstauskunft (McNemar-Test: p<0,001).

			Methanoluntersuchung alle		**Gesamt**
			Negativ	**positiv**	
Selbst-auskunft	**negativ**	Anzahl % von Selbstauskunft % der Gesamtzahl	**58** 65% 63%	**31** 35% 34%	**89** 100% 97%
	positiv	Anzahl % von Selbstauskunft % der Gesamtzahl	**2** 67% 2%	**1** 33% 1%	**3** 100% 3%
Gesamt		Anzahl % von Selbstauskunft % der Gesamtzahl	**60** 65% 65%	**32** 35% 35%	**92** 100% 100%

Tab. 18 Selbstauskunft alle Patienten und Untersuchungen

4.2.8 Vergleich der Selbstauskunft mit der Methanoluntersuchung im Verlauf

Um die Unterschiede zwischen den einzelnen Untersuchungszeitpunkten darstellen zu können, erfolgt der Vergleich der zwei Methoden anhand der durchgängig teilnehmenden 21 Patienten. So beeinflusst und verfälscht die Schwankung im Studienkollektiv nicht die Testergebnisse.

T0 bei den 21 durchgängig teilnehmenden Patienten

Bei den 21 durchgängig teilnehmenden Patienten konnte kein Vergleich der beiden Methoden dargestellt werden, da alle Selbstauskünfte negativ waren. Es gab 5 positive Methanoltestergebnisse (siehe Tab. 19).

			Methanoluntersuchung T0		Gesamt
			Negativ	positiv	
Selbst-auskunft T0	negativ	Anzahl % von SA und ges.	16 76%	5 24%	21 100%
	positiv	Anzahl	0	0	0

Tab. 19 Selbstauskunft der 21 durchgängig teilnehmenden Patienten zu T0

T1 bei den 21 durchgängig teilnehmenden Patienten

Zum Untersuchungszeitpunkt T1 (siehe Tab. 20) gab es 2 positive Selbstauskünfte und 6 positive Methanoltest-Ergebnisse. Bei den positiven Selbstauskünften wurde ein Alkoholkonsum in einem länger zurückliegenden Zeitraum angegeben, welcher von dem Methanoltest nicht erfasst werden konnte. Folglich ist dieser bei diesen 2 Patienten negativ.

Bei einem Kappa-Maß von -0,17 bestand zwischen den zwei Untersuchungsmethoden eine nicht wesentlich über den Zufall hinausgehende Übereinstimmung der Untersuchungsergebnisse.

Die Methanoluntersuchung wies bei mehr Blutalkoholuntersuchungen einen kürzer zurückliegenden Alkoholkonsum nach als die Selbstauskunft (McNemar-Test: p=0,29).

			Methanoluntersuchung T1		Gesamt
			Negativ	positiv	
Selbst-aussage T1	negativ	Anzahl % von Selbstauskunft % der Gesamtzahl	13 68% 62%	6 32% 29%	19 100% 91%
	positiv	Anzahl % von Selbstauskunft % der Gesamtzahl	2 100% 9%	0 0% 0%	2 100% 9%
Gesamt		Anzahl % von Selbstauskunft % der Gesamtzahl	15 71% 71%	6 29% 29%	21 100% 100%

Tab. 20 Selbstauskunft der 21 durchgängig teilnehmenden Patienten zu T1

T2 bei den 21 durchgängig teilnehmenden Patienten

Bei der Überraschungsuntersuchung gab es eine positive Selbstauskunft und 10 positive Methanoltests (siehe Tab. 21). Die positive Selbstauskunft galt für den Zeitraum der zurückliegenden 48h, so dass sie durch die Alkoholbegleitstoff-Analyse bestätigt wurde.

Bei einem Kappa-Maß von 0,09 bestand zwischen den zwei Untersuchungsmethoden eine nicht wesentlich über den Zufall hinausgehende Übereinstimmung der Untersuchungsergebnisse.

Die Methanoluntersuchung wies bei mehr Blutalkoholuntersuchungen einen kürzer zurückliegenden Alkoholkonsum nach als die Selbstauskunft (McNemar-Test: p=0,002).

			Methanoluntersuchung T2		Gesamt
			Negativ	**positiv**	
Selbstauskunft T2	**negativ**	Anzahl % von Selbstauskunft % der Gesamtzahl	**10** 50% 48%	**10** 50% 47%	**20** 100% 95%
	positiv	Anzahl % von Selbstauskunft % der Gesamtzahl	**0** 0% 0%	**1** 100% 5%	**1** 100% 5%
Gesamt		Anzahl % von Selbstauskunft % der Gesamtzahl	**10** 48% 48%	**11** 52% 52%	**21** 100% 100%

Tab. 21 Selbstauskunft bei 21 durchgängig teilnehmenden Patienten zu T2

4.2.9 Ergebnisse transplantierter Patienten

Vom gesamten Studienkollektiv (n=41) wurden 10 Patienten während der Studienzeit transplantiert und somit als Ausfälle gewertet. Sie werden in Tab. 22 als leere Tabellenzellen dargestellt. Die Patienten Nr. 3, Nr. 10 und Nr. 18 wurden nach T2 transplantiert. Patient Nr. 32 verstarb kurz nach erfolgter Transplantation.

Die Ergebnisse aus Tab. 22 zeigen, dass alle diese Patienten in ihrer Selbstauskunft Alkoholkarenz angeben haben. Der Nachweis von Ethanol im Serum war ebenfalls negativ.

Entgegen der Selbstauskunft wurden mit der Methanoluntersuchung insgesamt 5 transplantierte Patienten einmal, und einer dieser Patienten sogar zweimal im Verlauf positiv auf Alkoholkonsum getestet.

Der Methanoltest wies also bei der Hälfte der transplantierten Studienpatienten einen Alkoholkonsum nach, der weder mittels der Selbstauskunft angegeben wurde noch mit dem Ethanoltest nachgewiesen werden konnte

ID	T0 SA & Ethanol	T0 Methanoltest	T1 SA & Ethanol	T1 Methanoltest	T2 SA & Ethanol	T2 Methanoltest
3	Negativ	Positiv	Negativ	Negativ	Negativ	Positiv
8	Negativ	Negativ	Negativ	Negativ	LTx	LTx
10	Negativ	Negativ	Negativ	Negativ	Negativ	Negativ
17	Negativ	Negativ	Negativ	Negativ	LTx	LTx
18	Negativ	Negativ	Negativ	Negativ	Negativ	Positiv
21	Negativ	Positiv	LTx	LTx	LTx	LTx
24	Negativ	Positiv	LTx	LTx	LTx	LTx
29	Negativ	Negativ	Negativ	Negativ	LTx	LTx
30	Negativ	Positiv	LTx	LTx	LTx	LTx
32	**Negativ**	**Negativ**	**LTx**	**Verstorben**	**Verstorben**	**Verstorben**

Tab. 22 Ergebnisse der Selbstauskunft und des Ethanoltest bei transplantierten Patienten

.

5 Diskussion

Die alkoholische Leberzirrhose ist eine anerkannte Indikation für eine Lebertransplantation. Die Prognose dieser Patientengruppe ist bei sicherer Langzeitabstinenz sogar besser als diejenige von Patienten mit einer Leberzirrhose anderen Ursprungs.

Allgemeiner Konsens ist: Jeglicher Alkoholkonsum auf der Warteliste stellt eine absolute Kontraindikation für eine LTx dar. Ein Rückfall nach LTx gefährdet das Transplantat direkt durch die hepatotoxische Wirkung des Alkohols und erschwert zudem die immunsuppressive Therapie durch eine Abnahme der Compliance.

Bei immer ausgereifteren Operations- und Therapiemöglichkeiten sehen wir uns einem wachsenden Bedarf mit einer immer längeren Warteliste einerseits und einem Mangel an Spenderorganen andererseits konfrontiert. Die Rückfallraten zum Alkoholkonsum vor LTx (19-50%) und nach LTx (11-80%) stellen insbesondere vor diesem Hintergrund ein großes Problem dar. In Hinblick auf die Komplexität und die hohen volkswirtschaftlichen Kosten dieser Therapiemethode hat der Arzt die klare, unangezweifelte Verpflichtung, die Alkoholabstinenz bzw. eventuelle Rückfälle zu überprüfen. Nur so kann er im Sinne aller Patienten eine gerechte Verteilung der Spenderorgane gewährleisten.

Die Richtlinien zur Transplantation der Bundesärztekammer nach § 16 des Transplantationsgesetzes sind die rechtliche Grundlage für eine Transplantation (siehe Kap. 1.2.3). Die alkoholische Leberzirrhose ist demnach eine Indikation für eine Lebertransplantation, wenn a) eine mindestens 6-monatige absolute Alkoholabstinenz vor LTx besteht und b) zudem keine Compliancestörung vorliegt. Wie nun diese zwei Bedingungen in der Praxis überprüft werden, wurde vom Gesetzgeber offengelassen und von der Bundesärztekammer als umsetzende Instanz bislang nur unzureichend konzeptualisiert. Es ergibt sich also eine Diskrepanz zwischen den auf allen Ebenen völlig unstrittigen Forderungen nach Abstinenz und Compliance und deren Umsetzung im praktischen Klinikalltag.

Bisher gab es in der Praxis weder sichere Prädiktoren noch Verlaufsparameter, welche die Beurteilung der Langzeitabstinenz beim einzelnen Patienten ermöglichen.[XII]
Trotz ausgefeilter Evaluationsmethoden konnten Rückfälle der Patienten zum Alkoholkonsum im klinischen Alltag nicht sicher erkannt und somit Langzeitabstinenz nicht im nötigen Maße erfasst werden.

Die in der Literatur immer wieder angeführte und von der Bundesärztekammer als Voraussetzung für eine Transplantation geforderte Abstinenzzeit von 6 Monaten vor Transplantation mag als Prädiktor für Langzeitabstinenz sinnvoll sein, ließ sich bisher jedoch nur unzureichend nachweisen. Sowohl durch die Selbstauskunft der Patienten als auch mit „herkömmlichen" Alkoholismus-Indikatoren wie z.B. Ethanol, CDT, γ-GT, MCV, deRitis-Quotient etc. kann ein rezenter Alkoholkonsum nicht sicher erkannt bzw. ausgeschlossen werden.

Der „Goldstandard" zur Erkennung eines rezenten Alkoholkonsums ist neben der Selbstauskunft im psychologisch-klinischen Interview der direkte Nachweis von Ethanol im Serum. Beide jedoch haben gravierende Schwächen: Die Selbstauskunft des Patienten aufgrund von Verleugnung als einem suchttypischen Verhalten, der Ethanoltest aufgrund der kurzen Halbwertszeit von Ethanol im Körper und einem zudem erhöhten Alkohol-Katabolismus bei Alkoholikern.

Vor diesem Hintergrund wurde nach einer praxis- und alltagstauglichen Methode gesucht, welche diese Lücke schließt und eine bessere Erkennung von Rückfällen zum Alkoholkonsum bei Patienten mit einer ALC auf der Warteliste ermöglicht.

Die Alkoholbegleitstoff-Analyse ist ein seit den 80er Jahren in der Rechtsmedizin etabliertes und derzeit hauptsächlich für Nachtrunkbehauptungen im Straßenverkehr angewandtes Verfahren, in welchem Blutproben auf Konzentrationen von Ethanol und anderen Alkoholen und Begleitstoffen wie z.B. Methanol, Propanol-2 und Aceton untersucht werden.

[XII] Parallel zu dieser Arbeit wurde im Uniklinikum Essen eine Studie mit dem neuen Alkohol-Marker EtG an einer vergleichbaren Patientenklientel durchgeführt. Die Ergebnisse waren ebenfalls vielversprechend (vgl. Kap. 1.2.4 – Rezidivraten pre-LTx), allerdings war die Fallzahl mit 18 Patienten eher gering. Hinzu kommen höhere Untersuchungskosten als die der ABA (vgl. Kap. 1.5.1, S.25)

Methanol ist ein Begleitalkohol, welcher regelmäßiger Bestandteil nahezu aller alkoholhaltigen Getränke ist und in niedriger Konzentration auch endogen vom Körper erzeugt wird. Die normale endogene Serum-Methanol-Konzentration beträgt durchschnittlich 0,95 ± 0,45 mg/l.

Ab einer SEK von 0,2-0,5 ‰ wird Methanol aufgrund der kompetitiven Hemmung durch Ethanol nicht mehr an der katabolisierenden ADH umgesetzt und es kommt zur Akkumulation im Blut. Mit der Methanolbestimmung kann ein 1 bis 2 Tage zurückliegender Alkoholkonsum erkannt werden.

Daher wurde für diese Studie unter Berücksichtigung der Literatur und in Zusammenarbeit mit den Verantwortlichen der Untersuchungsstelle für Blutalkohol am Rechtsmedizinischen Institut der Universitätsklinik Mainz ein Drei-Stufen-Modell für einen positiven Laborbefund festgelegt:

1) Alle Ergebnisse bis zu einer SMK von 1,5 mg/l werden als nicht sicher verwertbar bezüglich eines akuten Alkoholkonsums eingestuft.

2) Zwischen 1,5 und 3 mg/l SMK besteht ein deutlicher Hinweis, dass Alkohol konsumiert wurde. Der Methanoltest wird dann als positiv gewertet, wenn anamnestisch andere Faktoren für einen erhöhten Methanolspiegel, insbesondere ein starker Obst- und Fruchtsaftkonsum, ausgeschlossen wurden.

3) Ab 3 mg/l SMK ist der Methanoltest positiv und von einer zurückliegenden Alkoholaufnahme auszugehen.

Die Praktikabilität der Alkoholbegleitstoff-Analyse im klinischen Alltag eines Transplantationszentrums wurde zuvor in einer klinischen Feldstudie der Universitätsklinik Mainz untersucht. Ergebnisse dieser Studie wurden bereits in zwei wissenschaftlichen Vorträgen vorgestellt.[35,36] Ihre Rohdaten wurden zur Auswertung in dieser Arbeit mit freundlicher Genehmigung der Studienleitung zur Verfügung gestellt. In dieser Feldstudie wurden im Verlauf von 2 Jahren 309 Patienten mit Alkoholismushintergrund in der Lebertransplantations-Sprechstunde der Universitätsklinik Mainz (Direktor: Prof. Dr. G. Otto) einer Alkoholbegleitstoff-Analyse unterzogen. Insgesamt wurden 594 Blutproben entnommen und neben den Routine-Laborparametern auf Ethanol, Methanol und andere Alkoholbegleitstoffe untersucht. Deren Ergebnisse wurden mit dem bisher üblichen direkten Nachweis von Ethanol im Serum und der Selbstauskunft zum Alkoholkonsum im psychologischen Interview verglichen.

In dieser Vorstudie war die Methanoluntersuchung bei insgesamt 142 von 594 Blutproben (23,9%) positiv, wogegen der Ethanoltest nur bei 22 Blutproben (3,7%) ein positives Ergebnis zeigte.
Der Methanoltest wies somit bei 120 Blutproben (20,4%) einen Alkoholkonsum nach, der durch die bisher übliche Methode der Ethanolbestimmung nicht nachgewiesen werden konnte. Dieser deutliche Unterschied zwischen den Ergebnissen der zwei Methoden bestätigte die Eignung der Alkoholbegleitstoff-Analyse auch im klinischen Alltag.

Im Rahmen der Hauptstudie wurde der Methanoltest dann standardisiert und gezielt an 41 Patienten mit einer ALC auf der Warteliste für eine Lebertransplantation angewandt. Es gab 20 Ausfälle aus der Studie, die sich zusammensetzen aus 9 transplantierten Probanden, 7 gestorbenen, 1 transplantierten und im Anschluss gestorbenen Patientin sowie 3 Patienten mit fehlenden Untersuchungen auf Grund mangelnder Compliance (besonders Nichterscheinen zu Untersuchungsterminen).
Es lagen Ergebnisse vor von 41 Eingangsuntersuchungen (T0), 30 geplanten Routinekontrollen (T1) und 21 „Überraschungs"-Untersuchungen (T2), zu welchen die Patienten unangekündigt in die Ambulanz zur Blutkontrolle bestellt wurden. 21 Patienten nahmen also alle drei Untersuchungstermine (T0, T1 und T2) wahr. Aufgrund der starken Schwankungen des Patientenkollektivs im Studienverlauf wurden die durchgängig teilnehmenden 21 Patienten mitunter gesondert vom Gesamtkollektiv betrachtet, um eine Verlaufsbeschreibung von einzelnen Patienten und einen Vergleich der Methoden zu den jeweils einzelnen Untersuchungszeitpunkten zu ermöglichen.

Die Selbstauskunft aller Patienten vor T0 (n=41) war negativ, zu T1 gab es 2 positive Selbstauskünfte von 30 Patienten und zu T2 gab es 1 positive Selbstauskunft von insgesamt 20 Probanden.
Die Ethanoluntersuchung ergab lediglich zu T0 drei positive Ergebnisse von insgesamt 41 vorliegenden Ergebnissen, zu den anderen Zeitpunkten T1 und T2 war der Ethanoltest stets negativ.
Die Methanoluntersuchung war zu T0 bei rund einem Drittel der Patienten positiv (n=12 von 41), zu T1 gab es ebenfalls bei einem Drittel der Probanden (n=9 von 30) positive Testergebnisse, wogegen der Methanoltest bei der letzten Untersuchung T2 sogar bei über der Hälfte aller Untersuchungen (n=11 von 21) positiv war.

Um eine Verzerrung der Resultate durch die Änderungen des Patientenkollektivs zu verhindern, wurden die Ergebnisse der 21 durchgängig teilnehmenden Patienten gesondert betrachtet und ausgewertet:
Die Selbstauskunft war zu T0 immer negativ, zu T1 2 mal positiv und zu T2 1 mal positiv. Alle positiven Selbstauskünfte dieser Studie kamen von den 21 durchgängig teilnehmenden Patienten.
Der Ethanoltest war zu T0 bei 2 Patienten positiv, zu den restlichen Zeitpunkten T1 und T2 stets negativ.
Der Methanoltest war zu T0 bei 5 Patienten positiv, zu T1 bei 6 Probanden, und zu T2 gab es 11 positive Testergebnisse.

Vergleicht man bei den durchgängig teilnehmenden 21 Patienten also die Ethanol- mit der Methanoluntersuchung, wies der Methanoltest zu T0 bei 3 Untersuchungen (1/6), zu T1 bei 6 (1/3), und zu T2 bei 11 (1/2) Patienten einen Alkoholkonsum nach, der durch die Ethanoluntersuchung allein nicht nachgewiesen werden konnte.
Vergleicht man bei selbigen Patienten die Selbstauskunft mit dem Methanoltest, wies die Methanoluntersuchung zu T0 bei 5 Studienpatienten (1/4), zu T1 bei 6 und zu T2 bei 10 (1/2) Patienten einen Alkoholkonsum nach, der durch die Selbstauskunft nicht erfasst wurde. Allerdings war die Selbstauskunft zu T1 bei 2 Patienten (1/10) positiv, bei denen sich der Methanoltest als negativ erwies, weil der Alkoholkonsum bereits über 48 h zurücklag.

Um einen umfassenden Überblick über die Methoden unabhängig von den verschiedenen Untersuchungszeitpunkten zu erhalten, wurden die Ergebnisse aller Untersuchungen zusammengezählt. Insgesamt wurden in dieser Studie 92 Blutproben entnommen und Selbstauskünfte der Patienten über ihren Alkoholkonsum erfragt.
Die Selbstauskunft und der Ethanoltest waren in jeweils 3 von 92 Fällen positiv, der Methanoltest hingegen ergab insgesamt 32 positive Resultate. Der Methanoltest wies also in 29 Fällen (1/3) einen rezenten Alkoholkonsum nach, der weder in der Selbstauskunft noch durch den Ethanoltest angezeigt worden war.

Ein besonderes Augenmerk verdient die Gruppe der 10 während der Studienzeit transplantierten Patienten. Keiner aus dieser Gruppe hatte einen Alkoholkonsum in der

Selbstauskunft angegeben. Auch Ethanol konnte im Serum nicht nachgewiesen werden. Mit der Methanoluntersuchung, deren Ergebnisse erst nach erfolgter Transplantation vorlagen, wurden jedoch 5 dieser 10 Patienten einmal, und ein Patient sogar zweimal im Verlauf positiv auf Alkoholkonsum getestet. Diese Ergebnisse belegen, dass die bisher im klinischen Alltag angewandten Methoden einen Alkoholkonsum nicht sicher erkennen können, der jedoch durch die Alkoholbegleitstoff-Analyse aufgedeckt werden kann.

Mit dieser Studie konnte gezeigt werden, dass der Methanoltest als Bestandteil der Alkoholbegleitstoff-Analyse für die Überprüfung des Abstinenzverhaltens von Patienten mit alkoholtoxischer Leberzirrhose auf der Warteliste vor Transplantation besser geeignet ist als die bisherige Ethanolbestimmung. Die Methanolbestimmung erkennt mehr Rückfälle zum Alkoholkonsum als die Selbstauskunft und der direkte Nachweis von Ethanol im Blut der Patienten. Nichtsdestotrotz sollte zusätzlich auch weiterhin auf die Selbstauskunft der Patienten zurückgegriffen werden, da durch sie unter anderem auch die Erfassung eines Alkoholkonsums in dem Zeitraum von mehr als 48 h vor der Untersuchung abgedeckt werden kann.

In der Praxis zeigte sich zudem, dass mit einer unangekündigten Untersuchung (T2) mehr Rückfälle mit jeweils höheren Konzentrationen von Methanol im Serum diagnostiziert werden können als bei länger im Voraus geplanten Routine-Untersuchungsterminen.

Bezug nehmend auf die Ausgangsfrage dieser Arbeit ergeben sich aus dieser Studie folgende Konsequenzen:
Es wird dringend empfohlen, die Alkoholbegleitstoff-Analyse in den Katalog der Routineuntersuchungen bei Patienten mit einer ALC auf der Warteliste vor Lebertransplantation aufzunehmen.
Ebenso wird nahe gelegt, eine unangekündigte Prüfung der Alkoholabstinenz durchzuführen, zu welcher sich der Patient nach Einbestellung möglichst kurzfristig einfinden sollte.
Ferner ist es notwendig, die Richtlinien der Bundesärztekammer zur Transplantation nach § 16 TPG, welche bisher lediglich die Grundforderungen des Gesetzgebers weitergeben, um eine konkrete Handlungsanweisung zu erweitern, welche die objektive Überprüfung der Abstinenz in der Praxis gewährleistet. Hierfür eignet sich als Testmethode die in dieser Studie angewandte Alkoholbegleitstoff-Analyse.

Die Alkoholbegleitstoff-Analyse leistet im Kontext der Lebertransplantation bei Patienten mit alkoholtoxischer Leberzirrhose einen wichtigen Beitrag für eine Überprüfung der Langzeitabstinenz. Sie trägt so maßgeblich zu einer gerechteren Verteilung der knappen Spenderorgane bei. Darüber hinaus gibt sie dem psychologischen Personal einen wichtigen Anhaltspunkt für eine effektive Therapie der Alkoholkrankheit.

6 Zusammenfassung

Die alkoholische Leberzirrhose ist eine anerkannte Indikation für eine Lebertransplantation. Die Prognose dieser Patientengruppe ist bei sicherer Langzeitabstinenz besser als diejenige von Patienten mit einer Leberzirrhose anderer Genese. Jeglicher Alkoholkonsum stellt eine absolute Kontraindikation für eine Transplantation dar.

Bis dato gab es in der Praxis weder sichere Prädiktoren noch Verlaufsparameter zur Beurteilung und Überprüfung der Langzeitabstinenz beim einzelnen Patienten. Der vom Gesetzgeber formulierten Forderung nach einer sechsmonatigen Alkoholabstinenz sowie einer guten Compliance stehen in der Praxis meist methodisch unzureichende Standards zur Überprüfung gegenüber.

Mit der seit den 80er Jahren in der Rechtsmedizin etablierten Alkoholbegleitstoff-Analyse werden die Serumkonzentrationen von Ethanol und anderen Alkoholen und Begleitstoffen, wie z.B. dem Methanol, bestimmt. Methanol ist ein sensitiver und spezifischer Indikator für einen rezenten Alkoholkonsum, da es aufgrund von kompetitiver Hemmung der ADH durch exogen herbeigeführtes (konsumiertes) Ethanol im Serum akkumuliert.

Inwieweit sich die Alkoholbegleitstoff-Analyse bei unserer Patientenklientel im klinischen Alltag eignet, wurde in einer Feldstudie im Vorfeld untersucht.[35,36] Im Verlauf von 2 Jahren wurden 309 Patienten mit Alkoholismushintergrund in der LTx-Sprechstunde der Universitätsklinik Mainz (Direktor: Prof. Dr. G. Otto) einer Alkoholbegleitstoff-Analyse unterzogen. Es wurden insgesamt 594 Blutproben entnommen, von denen 142 (23,9%) einen rezenten Alkoholkonsum nachwiesen, während der Ethanoltest nur bei 22 von 594 Proben (3,7%) positiv war. Der Methanoltest wies also 120 Rückfälle (20,4%) mehr nach als der Ethanoltest.

In der prospektiven Hauptstudie wurde der Methanoltest dann standardisiert bei 41 Patienten mit einer ALC auf der Warteliste für eine LTx angewandt. Bei diesem Studienkollektiv konnte die Methanol-Bestimmung in insgesamt 32 von 92 Blutuntersuchungen einen Rückfall nachweisen, während die Selbstauskunft und der Ethanoltest jeweils in 3 Fällen positiv ausfielen. Der Methanoltest wies also in 29 Fällen (1/3) einen rezenten Alkoholkonsum nach, der weder in der Selbstauskunft noch durch den Ethanoltest aufgedeckt worden war.

Mit dieser Studie wurde gezeigt, dass der Methanoltest als Bestandteil der Alkoholbegleitstoff-Analyse für die Überprüfung des Abstinenzverhaltens von Patienten mit alkoholtoxischer Leberzirrhose auf der Warteliste vor Transplantation besser geeignet ist als das bisherige Vorgehen. So ist die Methanolbestimmung z.B. zuverlässiger in der Erkennung von Rückfällen als die Selbstauskunft und der direkte Nachweis von Ethanol im Blut der Patienten.
In der Praxis zeigte sich, dass mit einer unangekündigten Untersuchung mehr Rückfälle diagnostiziert werden können als bei länger im Voraus geplanten Routine-Untersuchungsterminen.

Bezug nehmend auf die Ausgangsfrage dieser Arbeit ergeben sich aus der Studie folgende Konsequenzen:
Es wird dringend empfohlen, die Alkoholbegleitstoff-Analyse mit in den Katalog der Routineuntersuchungen bei Patienten mit einer ALC auf der Warteliste vor Lebertransplantation aufzunehmen.
Ebenso wird nahe gelegt, eine unangekündigte Prüfung der Alkoholabstinenz durchzuführen, zu welcher sich der Patient nach Einbestellung möglichst kurzfristig einfinden sollte.
Die Richtlinien der Bundesärztekammer sollten ferner dringend um eine konkrete Anweisung zur Überprüfung der vom Gesetzgeber geforderten Abstinenzzeit erweitert werden.

Die Alkoholbegleitstoff-Analyse leistet im Kontext der Lebertransplantation bei Patienten mit alkoholtoxischer Leberzirrhose einen wichtigen Beitrag für eine Überprüfung der Langzeitabstinenz. Sie trägt so maßgeblich zu einer gerechteren Verteilung der knappen Spenderorgane bei. Darüber hinaus gibt sie dem psychologischen Personal einen wichtigen Anhaltspunkt für eine effektive Entzugs- und Entwöhnungstherapie bei Alkoholkrankheit.

LITERATURVERZEICHNIS

1 Anand AC, Ferra-Neto BH, Nightingale P, Mirza DF, White AC, McMaster P, Neuberger JM. Liver transplantation for alcoholic liver disease: evaluation of a selection protocol. Hepatology. 1997 Jun; 25 (6): 1478-84.

2 Bätzing S [Drogenbeauftragte der Bundesregierung] (2007) Drogen – und Suchtbericht – Mai 2007.

3 Bätzing S [Drogenbeauftragte der Bundesregierung] (2008) Drogen – und Suchtbericht – Mai 2008.

4 Bendtsen P, Hultberg J, Carbon M, Jones AW. Monitoring Ethanol Exposure in a Clinical Setting by Analysis of Blood, Breath, Saliva, and Urine. Alcoholism: Clinical and Experimental Research. 1999 Sep; 23 (9): 1446-51.

5 Bendtsen P, Jones AW, Helander A. Urinary excretion of methanol and 5-Hydroxytryptophol as biochemical markers of recent drinking in the hangover state. 1998 Jul-Aug; 33 (4): 431-8.

6 Beresford TP, Everson GT. Liver Transplantation for Alcoholic Liver Disease: Bias, Beliefs, 6-Month Rule, and Relapse – But Where Are the Data? Liver Transplantation. 2000 Nov; 6 (6): 777-8.

7 Berlakovich GA, Soliman T, Freundorfer E, Windhager T, Bodingbauer M, Wamser P, Hetz H, Peck-Radosavljevic M, Muehlbacher F. Pretransplant screening of sobriety with carbohydrate-deficient transferrin in patients suffering from alcoholic cirrhosis. Transplant International. 2004 Nov; 17 (10): 617-21.

8 Bilzer N, Schmutte P, Jehs M, Penners BM. Kinetik aliphatischer Alkohole (Methanol, Propanol-1 und Isobutanol) bei Anwesenheit von Äthanol im menschlichen Körper. Blutalkohol. 1990; 27: 385-409.

9 Bird GL, O'Grady JG, Harvey FA, Calne RY, William R. Liver transplantation in patients with alcoholic liver cirrhosis: selection criteria and rates of survival and relapse. British Medical Journal. 1990 Jul; 301 (6742): 15-7.

10 Bode JC et al. Alkohol und Leber. In: Singer MV und Teyssen S. Hrsg. Alkohol und Alkoholfolgekrankheiten. Grundlagen, Diagnostik, Therapie. Berlin, Heidelberg und New York: Springer-Verlag; 1999: 227-69.

11 Bode JC et al. Alkohol und Leber. In: Singer MV und Teyssen S. Hrsg. Alkohol und Alkoholfolgekrankheiten. Grundlagen, Diagnostik, Therapie. 2. Auflage. Berlin, Heidelberg und New York: Springer-Verlag; 2005: 230-74.

12 Brinkmann B, Köhler H, Banaschak S, Berg A, Eikelmann B, West A, Heinecke A. ROC analysis of alcoholism markers – 100% specificity. International Journal of Legal Medicine. 2000; 113 (5): 293-9.

13 Bundesärztekammer. Richtlinien zur Organtransplantation gemäß § 16 TPG. Deutsches Ärzteblatt. 2006; 103: A3282-90.

14 Bundesärztekammer. Richtlinien zur Organtransplantation gemäß § 16 TPG. Deutsches Ärzteblatt. 2008; 104: B1261-4.

15 Burra P, Lucey MR. Liver transplantation in alcoholic patients. Transplant International. 2005 May; 18 (5): 491-8.

16 Burroughs AK, Sabin CA, Rolles K, Delvart V, Karam V, Buckels J, O'Grady JG, Castaing D, Klempnauer J, Jamieson N, Neuhaus P, Lerut J, de Ville de Goyet J, Pollard S, Salizzoni M, Rogiers X, Muhlbacher F, Garcia Valdecasas JC, Broelsch C, Jaeck D, Berenguer J, Gonzalez EM, Adam R; European Liver Transplant Association. 3-month and 12-month mortality after first liver transplant in adults in Europe: predictive models for outcome. Lancet. 2006 Jan; 367 (9506): 225-32.

17 Carithers Jr. RL. Liver Transplantation. Liver Transplantation. 2000; 6: 122-35.

18 Cuadrado A, Fabrega E, Casafont F, Pons-Romero F. Alcohol Recidivism Impairs Long-Term Patient Survival After Orthotopic Liver Transplantation for Alcoholic Liver Disease. Liver Transplantation. 2005 Apr; 11 (4): 420-6.

19 De Gottardi A, Spahr L, Gelez P, Morard I, Mentha G, Guillaud O, Majno P, Morel P, Hadengue A, Paliard P, Scoazec JY, Boillot O, Giostra E, Dumortier J. A simple score for predicting alcohol relapse after liver transplantation. Archives of Internal Medicine. 2007 Jun; 167 (11): 1183-8.

20 Diehl A, Mann K. Früherkennung von Alkoholabhängigkeit. Probleme identifizieren und intervenieren. Deutsches Ärzteblatt. 2005; 102: 2244-50.

21 DiMartini A, Day N, Dew MA, Javed L, Fitzgerald MG, Jain A, Fung JJ, Fontes P. Alcohol Consumption Patterns and Predictors of Use Following Liver Transplantation for Alcoholic Liver Disease. Liver Transplantation. 2006 May; 12 (5): 813-20.

22 DiMartini A, Jain A, Irish W, Fitzgerald MG, Fung J. Outcome of liver transplantation in critically ill patients with alcoholic cirrhosis: Survival according to medical variables and sobriety. Transplantation. 1998 Aug 15; 66 (3): 298-302.

23 Doffoël M, Fratte S, Vanlemmens C, Boudjema K, Ellero B, Woehl-Jaegle M, Altieri M, Duclos B, Wo!ff P, Vetter D, Mantion G, Jaeck D, Gillet M, Hillon P, Miguet JP,

Cinqualbre J. Results of liver transplantation (LT) in 75 French patients with alcoholic cirrhosis (AC). Comparison with a non-alcoholic control group [abs]. Hepatology. 1992; 16: 50A.

24 Erim Y, Böttcher M, Dahmen U, Beck O, Broelsch CE, Helander A. Urinary Ethyl Glucuronide Testing Detects Alcohol Consumption in Alcoholic Liver Disease Patients Awaiting Liver Transplantation. Liver Transplantation. 2007 May; 13 (5): 757-61.

25 F.A.Z.Alltagsdrogen nicht harmlos – Bericht der Bundesregierung. Frankfurter Allgemeine Zeitung. 2007; 103: 9.

26 Foster PF, Fabrega F, Karademir S, Sankary HN, Mital D, Williams JW. Prediction of abstinence from ethanol in alcoholic recipients following liver transplantation. Hepatology. 1997 Jun; 25 (6): 1469-77.

27 Francoz C, Belghiti J, Durand F. Indications of liver transplantation in patients with complications of cirrhosis. Best Practice & Research Clinical Gastroenterology. 2007; 21 (1): 175-90.

28 Georgiou G, Webb K, Griggs K, Copello A, Neuberger J, Day E. First report of a psychosocial intervention for patients with alcohol-related liver disease undergoing liver transplantation. Liver Transplantation. 2003 Jul; 9 (7): 772-5.

29 Gerhardt TC, Goldstein RM, Urschel HC, Tripp LE, Levy MF, Husberg BS, Jennings LW, Gonwa TA, Klintmalm GB. Alcohol use following liver transplantation for alcoholic cirrhosis. Transplantation. 1996 Oct 27; 62 (8): 1060-3.

30 Gilg T. Rechtsmedizinische Aspekte von Alkohol und Alkoholismus. In: Singer MV und Teyssen S. Hrsg. Alkohol und Alkoholfolgekrankheiten. Grundlagen, Diagnostik, Therapie. Berlin, Heidelberg und New York: Springer-Verlag; 1999: 526-51.

31 Gilg T. Rechtsmedizinische Aspekte von Alkohol und Alkoholismus. In: Singer MV und Teyssen S. Hrsg. Alkohol und Alkoholfolgekrankheiten. Grundlagen, Diagnostik, Therapie. 2. Auflage. Heidelberg: Springer Medizin Verlag; 2005: 551-76.

32 Gilg T, Soyka M. Wertigkeit biologischer Marker für Alkoholabusus und Alkoholismus. Nervenheilkunde. 1997; 16: 362-71.

33 Gilg T, von Meyer L, Liebhardt E. Zur Bildung und Akkumulation von endogenem Methanol unter Äthanolbelastung. Blutalkohol. 1987; 24: 321-31.

34 Gish RG, Lee A, Brooks L, Leung J, Lau JYN, Moore DH. Long-Term Follow-Up of Patients Diagnosed With Alcohol Dependence or Alcohol Abuse Who Were Evaluated for Liver Transplantation. Liver Transplantation. 2001; 7: 581-7.

35 Greif-Higer G, Kaufmann T, Beutel M, Otto G. Kontrollen von Alkoholabstinenz bei Patienten mit ethyltoxischer Leberzirrhose auf der Warteliste zur Lebertransplantation und die interaktionellen Folgen. Wissenschaftlicher Vortrag, 58. Jahrestagung des Deutschen Kollegiums für Psychosomatische Medizin und der Deutschen Gesellschaft für Psychotherapeutische Medizin. 2007, Nürnberg.

36 Greif-Higer G, Kaufmann T, Dahmen N, Beutel M, Galle PR, Otto G. Abstinenzmonitoring bei Patienten mit ethyltoxischer Leberzirrhose auf der Warteliste zur Lebertransplantation. Wissenschaftlicher Vortrag, 15. Jahrestagung der Deutschen Transplantationsgesellschaft. 2006, München.

37 Haffner HT, Graw M, Besserer K, Blickle U, Henssge C. Endogenous methanol: variability in concentration and rate of production. Evidence of a deep compartment? Forensic Science International. 1996 May 31; 79 (2): 145-54.

38 Haffner HT, Banger M, Graw M, Besserer K, Brink T. The kinetics of methanol elimination in alcoholics and the influence of ethanol. Forensic Science International. 1997 Sep 19; 89 (1-2): 129-36.

39 Haffner HT, Graw M, Besserer K, Stränger J. Curvilinear increase in methanol concentration after inhibition of oxidation by ethanol: significance for the investigation of endogenous methanol concentration and formation. International Journal of Legal Medicine. 1998; 111 (1): 27-31.

40 Haffner HT, Wehner HD, Scheytt KD, Besserer K. The kinetics of methanol elimination in alcoholics and the influence of ethanol. International Journal of Legal Medicine. 1992; 115 (2): 111-4.

41 Heinemann A, Sterneck M, Kuhlencordt R, Rogiers X, Schulz KH, Queen B, Wischhusen F, Püschel K. Carbohydrate-Deficient Transferrin: diagnostic efficiency among patients with end-stage liver disease before and after liver transplantation. Alcoholism: Clinical and Experimental Research. 1998; 22 (8): 1806-12.

42 Helander A, Eriksson CJ. Laboratory Tests for Acute Alcohol Consumption: Results of the WHO/ISBRA study on state and trait markers of alcohol use and dependence. Alcoholism: Clinical and Experimental Research. 2002 Jul; 26 (7): 1070-7.

43 Helander A, Tabakoff B. Biochemical markers of alcohol use and abuse: experiences from the pilot study of the WHO/ISBRA collaborative project on state and trait markers of alcohol. Alcohol & Alcoholism. 1997 Apr; 32 (2): 133-44.

44 Herold G, Heintges T. Gastroenterologie. In: Herold G. Hrsg. Innere Medizin. Köln: Herold-Verlag; 2006: 369-522

45 Howard L, Fahy T, Wong P, Sherman D, Gane E, Williams R. Psychiatric outcome in alcoholic liver transplant patients. QJM: An International Journal Of Medecine. 1994 Dec; 87 (12): 731-6.

46 Hwang S, Lee SG, Kim KK, Kim KH, Ahn CS, Moon DB, Ha TY, Song GW. Efficacy of 6-month pretransplant abstinence for patients with alcoholic liver disease undergoing living donor liver transplantation. Transplantion Proceedings. 2006 Nov; 38 (9): 2937-40.

47 Iasi MS, Vieira A, Añez CI, Trindade R, Codovani NT, Favero SS, Soler WV, David AI, D'Capua A, Szutan LA, Rolim EG, Iasi M. Recurrence of Alcohol Ingestion in Liver Transplantation Candidates. Transplantation Proceedings. 2003 May; 35 (3): 1123-4.

48 Iffland R, Balling P, Görsch G, Herol C, Kaschade T, Löffler T, Schmidtmann U, Stettner J. Zur Wertung erhöhter Spiegel von GGT, CDT, Methanol, Aceton und Isopropanol im Blut alkoholauffälliger Kraftfahrer – Alkoholismusindikatoren anstelle medizinisch-psychologischer Untersuchungen? Blutalkohol. 1994; 31: 273-314.

49 Immordino G, Gelli M, Ferrante R, Ferrari C, Piaggio F, Ghinolfi D, Sturdevant M, Andorno E, Morelli N, Bottino G, Casaccia M, Valente U. Alcohol abstinence and orthotopic liver transplantation in alcoholic liver cirrhosis. Transplantation Proceedings. 2009 May; 41 (4): 1253-5.

50 Jain AB, Fung JJ. Alcoholic liver disease and transplantation. Transplantation Proceedings. 2003 Feb; 35 (1): S.358-360.

51 Johann B, Erim Y. Psychosomatische Betreuung von Transplantationspatienten. Fakten und Notwendigkeiten. Psychotherapie, Psychosomatik, Medizinische Psychologie. 2001 Dec; 51 12): 438-46.

52 Kamal GI, Zimmerman HJ, Ray MB. Alcoholic liver disease: pathologic, pathogenetic and clinical aspects. Alcoholism: Clinical and Experimental Research. 1991 Feb; 15 (1): 45-66.

53 Kelly M, Chick J, Gribble R, Gleeson M, Holton M, Winstanley J, McCaughan GW, Haber PS. Predictors of relapse to harmful alcohol after orthotopic liver transplantation. Alcohol & Alcoholism. 2006 May-Jun; 41 (3): 278-83.

54 Kotlyar DS, Burke A, Campbell MS, Weinrieb RM. A Critical Review of Candidacy for Orthotopic Liver Transplantation in Alcoholic Liver Disease. American Journal of Gastroenterology. 2008 Mar; 103 (3): 734-43.

55 Kumar S, Stauber RE, Gavaler JS, Basista MH, Dindzans VJ, Schade RR, Rabinovitz M, Tarter RE, Gordon R, Starzl TE, van Thiel DH. Orthotopic liver transplantation for alcoholic liver disease. Hepatology. 1990 Feb; 11 (2): 159-64.

56 Kuntz E, Kuntz HD. Hepatology: principles and practice. 2nd edition. Heidelberg: Springer Medizin Verlag; 2006: 523-34.

57 Lindinger W, Taucher J, Jordan A, Hansel A, Vogel W. Endogenous production of methanol after the consumption of fruit. Alcoholism: Clinical and Experimental Research. 1997 Aug; 21 (5): 939-43.

58 Lucey MR, Carr K, Beresford TP, Fisher LR, Shieck V, Brown KA, Campbell DA, Appelman HD. Alcohol use after liver transplantation in alcoholics: a clinical cohort follow-up study. Hepatology. 1997 May; 25 (5):1223-7.

59 Lucey MR, Weinrieb RM. Liver transplantation and alcoholics: is the glass half full or half empty? Gut. 1999 Sep; 45 (3): 326-7.

60 Machata G. Über die gaschromatographische Blutalkoholbestimmung. Blutalkohol. 1967; 4: 252-60.

61 Mackie J, Groves K, Hoyle A, Garcia C, Garcia R, Gunson B, Neuberger J. Orthotopic liver transplantation for alcoholic liver disease: a retrospective analysis of survival, recidivism, and risk factors predisposing to recidivism. Liver Transplantation. 2001 May; 7 (5): 418-27.

62 Martens W. Do alcoholic liver transplantation candidates merit lower medical priority than non-alcoholic candidates? Transplant International. 2001 Jun; 14 (3): 170-5.

63 McCormick PA, Morgan MY, Phillips A, Yin TP, McIntyre N, Burroughs AK. The effects of alcohol use on rebleeding and mortality in patients with alcoholic cirrhosis following variceal haemorrhage. Journal of Hepatology. 1992 Jan; 14 (1): S.99-103.

64 Moss AH, Siegler M. Should alcoholics compete equally for liver transplantation? Journal of the American Medical Association. 1991 Mar; 265 (10): 1295-8.

65 Neuberger J. Developments in Liver Transplantation. Gut. 2004 May; 53 (5): 759-68.

66 Neuberger J, Adams D, MacMaster P, Maidment A, Speed M. Assessing priorities for allocation of donor liver grafts: survey of public and clinicians. British Medical Journal. 1998 Jul; 317 (7152): 172-5.

67 Neuberger J, Schulz KH, Day C, Fleig W, Berlakovich GA, Berenguer M, Pageaux GP, Lucey M, Horsmans Y, Burroughs A, Hockerstedt K. Transplantation for alcoholic liver disease. Journal of Hepatology. 2002 Jan; 36 (1): 130-7.

68 Neuberger J, Tang H. Relapse after transplantation: European studies. Liver Transplantation Surgery. 1997 May; 3 (3): 275-9.

69 Osorio RW, Ascher NL, Avery M, Bacchetti P, Roberts JP, Lake JR. Predicting recidivism after orthotopic liver transplantation for alcoholic liver disease. Hepatology. 1994 Jul; 20 (1 Pt 1): 105-10.

70 Pageaux GP, Bismuth M, Perney P, Costes V, Jaber S, Possoz P, Fabre JM, Navarro F, Blanc P, Domergue J, Eledjam JJ, Larrey D. Alcohol relapse after liver transplantation for alcoholic liver disease: does it matter? Journal of Hepatology. 2003 May; 38 (5): 629-34.

71 Pageaux GP, Michel J, Coste V, Perney P, Possoz P, Perrigault PF, Navarro F, Fabre JM, Domergue J, Blanc P, Larrey D. Alcoholic cirrhosis is a good indication for liver transplantation, even for cases of recidivism. Gut. 1999 Sep; 45 (3): 421-6.

72 Pereira SP, Howard LM, Muiesan P, Rela M, Heaton N, Williams R. Quality of Life After Liver Transplantation for Alcoholic Liver Disease. Liver Transplantation. 2000 Nov; 6 (6): 762-768.

73 Poynard T, Barthelemy P, Fratte S, Boudjema K, Doffoel M, Vanlemmens C, Miguet JP, Mantion G, Messner M, Launois B, Naveau S, Chaput JC. Evaluation of efficacy of liver transplantation in alcohol cirrhosis by a case-control study and simulated controls. Lancet. 1994 Aug 20; 344 (8921): 502-7.

74 Reeck U, Egerer G, Theilmann L, Conradt H, Seitz G, Otto G. Liver transplantation for alcoholic cirrhosis: An 8-year follow-up study [abs]. Hepatology. 1995; 22: 479A.

75 Reinert DF, Allen JP. The Alcohol Use Disorders Identification Test (AUDIT): A Review of Recent Research. Alcoholism: Clinical and Experimental Research. 2002; 26 (2): 272-9.

76 Reinert DF, Allen JP. The alcohol use disorders identification test: an update of research findings. Alcoholism: Clinical and Experimental Research. 2007; 31 (2): 185-99.

77 Rist F, Demmel R, Hapke U, Kremer G, Rumpf HJ. Riskanter, schädlicher und abhängiger Alkoholkonsum: Screening, Diagnostik, Kurzintervention. Leitlinien der AWMF. SUCHT – Zeitschrift für Wissenschaft und Praxis. 2004; 50 (2): 102-12.

78 Roine RP, Eriksson CJ, Ylikahri R, Penttilä A, Salaspuro M. Methanol as a marker for alcohol abuse. Alcoholism: Clinical and Experimental Research. 1989 Apr; 13 (2): S.172-5.

79 Rübenbach SP. Die Erfassung alkoholbedingter Sterbefälle in der Todesursachenstatistik 1980 bis 2005. Statistisches Bundesamt Wiesbaden - Wirtschaft und Statistik. 2007; 3: 278-91.

80 S.Z. Zehn Millionen Deutsche trinken zu viel Alkohol. Süddeutsche Zeitung. 2007; 102: 1.

81 Scharfenberg N. Tödlicher Rausch. Süddeutsche Zeitung. 2008; 32: 7.

82 Seitz HK. Wie viel Alkohol macht krank? Trägt Alkohol zur Gesundheit bei? Deutsches Ärzteblatt. 2000; 97: A-1538 / B-1311 / C-1226.

83 Starzl TE, Van Thiel D, Tzakis AG, Iwatsuki S, Todo S, Marsh JW, Koneru B, Staschak S, Stieber A, Gordon RD. Orthotopic liver transplantation for alcoholic cirrhosis. The Journal of the American Medical Association. 1988 Nov; 260 (17): 2542-4.

84 Tang H, Boulton R, Gunson B, Hubscher S, Neuberger J. Patterns of alcohol consumption after liver transplantation. Gut. 1998 Jul; 43 (1): 140-5.

85 Tringali RA, Trzepacz PT, DiMartini A, Dew MA. Assessment and follow-up of alcohol-dependent liver transplantation patients. General Hospital Psychiatry. 1996 Nov; 18 (6 Suppl): 70S-77S.

86 Van Thiel DH, Gavaler JS, Tarter RE, Dindzans VJ, Gordon RD, Iwatsuki S, Makowka L, Todo S, Tzakis A, Starzl TE. Liver transplantation for alcoholic liver disease: a consideration of reasons for and against. Alcoholism: Clinical and Experimental Research. 1989 Apr; 13 (2): 181-4.

87 Walter J, Burdelski M, Bröring DC. Chancen und Risiken der Leber-Lebendspende-Transplantation. Deutsches Ärzteblatt. 2008; 105: 101-7.

88 Watt KD, McCashland TM. Transplantation in the Alcoholic Patient. Seminars in Liver Disease. 2004 Aug; 24 (3): 249-55.

89 Webb K, Shepherd L, Day E, Masterton G, Neuberger J. Transplantation for Alcoholic Liver Disease: Report of a Consensus Meeting. Liver Transplantation. 2006 Feb; 12 (2): 301-5.

90 Weinrieb RM, Van Horn DH, McLellan AT, Lucey MR. Interpreting the significance of drinking by alcohol-dependent liver transplant patients: fostering candor is the key to recovery. Liver Transplantation. 2000 Nov; 6 (6): 769-76.

91 Weinrieb RM, Lucey MR. Treatment of Addictive Behaviors in Liver Transplant Patients. Liver Transplantation. 2007 Nov; 13 (11 Suppl): S79-82.

92 Wolf M, Urban R, Weller JP, Tröger HD. Analysis of cogeners of alcoholic beverages. 1. The application of a capillary gas chromatography micromethod in headspace analysis. Blutalkohol. 1985 Jul; 22 (4): 321-32.

93 Wolf M, Weller JP, Urban R, Tröger HD. Analysis of congeners. 2. Aspects of quantitative determination. Blutalkohol. 1987 Nov; 24 (6): 378-90.

94 Woo YS, Yoon SJ, Lee HK, Lee CU, Chae JH, Lee CT, Kim DJ. Concentration changes of methanol in blood samples during an experimentally induced alcohol hangover state. Addiction Biology. 2005 Dec; 10 (4): 351-5.

95 Yates WR, Labrecque D, Pfab D. The reliability of alcoholism history in patients with alcohol-related cirrhosis. Alcohol & Alcoholism. 1998 Sep-Oct; 33 (5), 488-94.

96 Yates WR, Martin M, LaBrecque D, Hillebrand D, Voigt M, Pfab D. A model to examine the validity of the 6-month abstinence criterion for liver transplantation. Alcoholism: Clinical and Experimental Research. 1998 Apr; 22 (2): 513-7.

TABELLENVERZEICHNIS

Tab. 1 Rückfallrate auf der Warteliste vor LTx (sortiert nach der Rezidivrate) 11
Tab. 2: Rückfallrate auf der Warteliste nach LTx (sortiert nach der Rezidivrate) 12
Tab. 3 Untersuchungen je Patient 32
Tab. 4 Vergleich Ethanol- mit Methanoluntersuchung 37
Tab. 5 Schweregrad der Leberzirrhose (Child-Pugh-Score) 44
Tab. 6 Zeitliche Angaben der Studienpatienten zu ihrer Alkoholkrankheit 46
Tab. 7 Letzter Alkoholkonsum vor T0 47
Tab. 8 Selbstauskunft zu T1 48
Tab. 9 Selbstauskunft zu T2 49
Tab. 10 Ethanoltest alle Patienten 50
Tab. 11 Ethanoltest bei den 21 durchgängig teilnehmenden Patienten 50
Tab. 12 Methanoltest bei allen Patienten von T0 bis T2 52
Tab. 13 Methanoltest bei den 21 durchgängig teilnehmenden Patienten von T0 bis T2 53
Tab. 14 Vergleich der Ethanol- mit der Methanoluntersuchung aller Patienten 54
Tab. 15 Methanoltest zu T0 bei den 21 durchgängig teilnehmenden Patienten 55
Tab. 16 Methanoltest zu T1 bei den 21 durchgängig teilnehmenden Patienten 56
Tab. 17 Methanoltest zu T2 bei den 21 durchgängig teilnehmenden Patienten 56
Tab. 18 Selbstauskunft alle Patienten und Untersuchungen 57
Tab. 19 Selbstauskunft der 21 durchgängig teilnehmenden Patienten zu T0 58
Tab. 20 Selbstauskunft der 21 durchgängig teilnehmenden Patienten zu T1 58
Tab. 21 Selbstauskunft bei 21 durchgängig teilnehmenden Patienten zu T2 59
Tab. 22 Ergebnisse der Selbstauskunft und des Ethanoltest bei transplantierten Patienten 60

ABBILDUNGSVERZEICHNIS

Abb. 1: Überlebensraten nach LTx von Abstinenzlern, Gelegenheits- und schweren Trinken aus Lit. [70] ... 13
Abb. 2: Biphasischer Anstieg der Methanolkonzentration nach Blockade der Alkoholoxidation an der ADH durch Ethanol (theoretisches Modell)[39] ... 23
Abb. 3: zeitlich versetzte Elimination von Methanol (SMC) im Verhältnis zu Ethanol (BEC) aus Lit. [38] ... 23
Abb. 4: AUDIT-C ... 28
Abb. 5 Zuweiser ... 33
Abb. 6 Altersverteilung ... 33
Abb. 7 (links) Ethanolkonzentration (BAK) ... 34
Abb. 8 (rechts)Ethanoluntersuchung ... 34
Abb. 9 (links) SMK – mit Grenzwerten der drei Gruppen als farbige Balken ... 36
Abb. 10 (rechts) Methanoluntersuchung – drei Gruppen (siehe S.36) ... 36
Abb. 11 SMK, unterteilt nach verschiedenen Untersuchungszeitpunkten ... 36
Abb. 12 SMK bei Patienten mit 3 Untersuchungen im Verlauf, unterteilt in Untersuchungen ... 38
Abb. 13 Methanoltest – drei Gruppen (s. Seite 36) ... 39
Abb. 14 Methanoltest – zwei Gruppen (kritisch und positiv aus Abb. 13 zusammengefasst in positiv) ... 39
Abb. 15 SMK bei Patienten mit 4 Untersuchungen im Verlauf ... 40
Abb. 16 Methanoltest – drei Gruppen (siehe S. 36) ... 41
Abb. 17 Methanoltest – zwei Gruppen (kritisch und positiv aus Abb. 16 zusammengefasst in positiv) ... 41
Abb. 18 BAK bei Langzeitpatienten – unterteilt nach Untersuchungen ... 42
Abb. 19 SMK bei Langzeitpatienten – unterteilt nach Untersuchung (aus Übersichtsgründen exponentiell mit dem Faktor 0,5 dargestellt) ... 42
Abb. 20 Diagnosen ... 44
Abb. 21 (links) MELD-Score aller Patienten ... 45
Abb. 22 (rechts) MELD-Score der 21 durchgängig teilnehmenden Patienten ... 45
Abb. 23 Audit-C-Score vor T0 ... 48
Abb. 24 (links) BAK bei allen Patienten von T0 bis T2 ... 51
Abb. 25 (rechts) BAK bei den 21 durchgängig teilnehmenden Patienten von T0 bis T2 ... 51
Abb. 26 (links) SMK allen Patienten von T0 bis T2 ... 52

Abb. 27 (rechts) SMK bei den 21 durchgängig teilnehmenden Patienten von T0 bis T2...52

DANKSAGUNG

Ich danke Herrn Professor Beutel für die Unterstützung des Projektes und seine wissenschaftliche Förderung.

Ich danke herzlich Frau Dr. Greif-Higer für ihre persönliche und fachliche Betreuung, viele wertvolle Hinweise, weiterführende Ideen und ihre Ermutigung.

Ebenfalls bin ich dankbar über die kompetente und zupackende Betreuung seitens der Rechtsmedizin von Herrn Dr. Thomas Kaufmann.

Für die technisch-praktische Seite der Probenauswertung gilt mein Dank Frau Christine Hilmes.

Frau Dr. Anja Victor und Frau Isabella Zwiener vom IMBEI der Universitätsmedizin der Johannes Gutenberg-Universität Mainz danke ich für ihre fachlich fundierte und pragmatische Unterstützung bei der Statistik.

Mein Dank gilt auch meinen kritischen Lektoren Prof. Dr. Reinhold Schwarz, Dr. Maria Hempel und Claudia Burghart, welche diese Arbeit durch ihre Liebe zur Sprache und zum Detail sehr bereichert und konkretisiert haben.

Für einen konkreten „Schlachtplan" zu Beginn bin ich meinem Vater sehr dankbar.

Danke Claudia, für Deine Liebe, Unterstützung, schöne Stunden, Geduld, zahlreiche Diskussionen, zündende Ideen und Deinen visionären Blick auf das große Ganze.

Allen weiteren hier nicht namentlich Genannten, die mich auf diesem Weg begleitet haben, sei an dieser Stelle herzlich gedankt für ihre Unterstützung.

Anhang 1: Auszug Studiendaten

Nr.	Pat ID	Sex	Alter	LTx	diag som	T0 last Alc	T0 EthOH	T0 MethOH)	T1 last Alc	T1 EthOH	T1 MethOH	T2 last Alc	T2 EthOH	T2 MethOH
1	1	m	51	nein	ALC	> 1Jahr	0,000	0,000		0,000	**1,550**		0,000	0,425
2	2	m	57	nein	ALC	1-4 Wochen	0,000	0,000						
3	3	w	50	**ja**	ALC + HBV + HCC	6-12 Monate	0,000	**1,960**		0,000	0,165		0,000	**2,930**
4	4	w	53	nein	ALC	> 1Jahr	0,000	**3,175**		0,000	0,000			
5	5	m	57	nein	ALC	6-12 Monate	0,000	0,000	**1-4 Wochen**	0,000	0,720	**in letzten 48h**	0,000	**177,135**
6	6	m	53	nein	ALC	> 1Jahr	0,000	0,835		0,000	0,105		0,000	**7,980**
7	7	m	52	nein	ALC	> 1Jahr	0,000	0,140		0,000	**3,445**		0,000	**10,070**
8	8	m	53	**ja**	ALC + HCV + HCC	6-12 Monate	0,000	0,250		0,000	0,000			
9	9	m	61	nein	ALC	1-3 Monate	0,000	0,250						
10	10	m	55	**ja**	ALC	6-12 Monate	0,000	0,260		0,000	0,850		0,000	0,015
11	11	w	56	nein	ALC	> 1Jahr	0,000	**3,410**		0,000	1,435		0,000	**1,575**
12	12	m	51	nein	ALC + HCV	6-12 Monate	0,000	0,220		0,000	0,510		0,000	**2,535**
13	13	m	46	nein	ALC	6-12 Monate	0,000	0,190		0,000	**1,705**		0,000	0,860
14	14	w	56	nein	ALC	6-12 Monate	0,000	0,000		0,000	0,000		0,000	**1,665**
15	15	w	57	nein	ALC	> 1Jahr	0,000	0,185		0,000	0,890		0,000	**5,520**
16	16	m	54	nein	ALC + HBV	> 1Jahr	0,000	0,875		0,000	1,100		0,000	1,205
17	17	w	60	**ja**	ALC	> 1Jahr	0,000	0,000		0,000	1,150			
18	18	m	49	**ja**	ALC	6-12 Monate	0,000	0,920		0,000	1,280		0,000	**2,015**
19	19	m	41	nein	ALC	6-12 Monate	0,000	0,050						
20	20	m	63	nein	ALC	3-6 Monate	0,000	0,000		0,000	0,015		0,000	1,280
21	21	m	58	**ja**	ALC	6-12 Monate	0,000	**3,575**						
22	22	m	55	nein	ALC + HCV	> 1Jahr	0,000	0,005		0,000	0,050		0,000	1,475
23	23	w	59	nein	ALC	1-4 Wochen	0,000	0,000						
24	24	m	66	**ja**	ALC + HCC	> 1Jahr	0,000	**1,665**						
25	25	m	53	nein	ALC	> 1Jahr	0,000	**1,775**		0,000	**2,845**			
26	26	m	47	nein	ALC	3-6 Monate	0,000	1,265		0,000	0,815			
27	27	m	43	nein	ALC	1-4 Wochen	0,000	**2,815**						
28	28	m	64	nein	ALC + HCC	> 1Jahr	0,000	0,960						
29	29	w	57	**ja**	ALC	3-6 Monate	0,000	0,930		0,000	0,860			
30	30	m	66	**ja**	ALC + HCC	> 1Jahr	0,000	**3,400**						
31	31	m	56	nein	ALC + HCV + HCC	6-12 Monate	0,000	1,145		0,000	0,760			
32	32	w	50	**ja**	ALC	3-6 Monate	0,000	0,505						
33	33	m	50	nein	ALC	> 1Jahr	0,000	**2,455**		0,000	**5,000**		0,000	1,335
34	35	w	48	nein	ALC	6-12 Monate	**1,364**	**28,035**						
35	36	m	44	nein	ALC + HCV	In letzter Woche	**0,280**	**16,375**		0,000	1,050		0,000	1,130
36	37	m	49	nein	ALC + HCV	> 1Jahr	0,000	0,785		0,000	**2,850**		0,000	1,315
37	38	m	47	nein	ALC + HCV	6-12 Monate	0,000	0,630		0,000	**2,480**		0,000	**1,925**
38	39	w	50	nein	ALC	> 1Jahr	0,000	0,000		0,000	0,000		0,000	0,000
39	40	w	49	nein	ALC	> 1Jahr	0,000	0,000		0,000	**3,475**			
40	42	m	54	nein	ALC	> 1Jahr	**0,424**	**7,365**	**3-6 Monate**	0,000	0,000		0,000	**3,375**
41	44	m	65	nein	ALC	> 1Jahr	0,000	1,305		0,000	**4,755**			

MethOH [mh/l]; EthOH [‰]

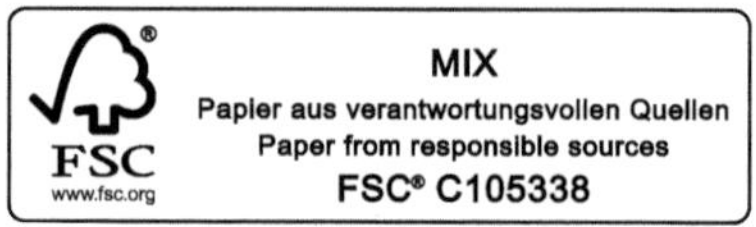

Printed by Books on Demand GmbH, Norderstedt / Germany